常见皮肤病
中药配方颗粒临床调配手册

顾　问　段逸群
主　编　杨志波

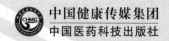
中国健康传媒集团
中国医药科技出版社

内容提要

本手册以面向基层、注重临床实用为出发点，对50种临床常见皮肤病从概述、诊断要点、治疗（配方颗粒常用内服方及外用方）、预防及调摄4个方面，重点系统、简明扼要地介绍了配方颗粒的临床调配，希望对基层中医皮肤科工作者临床诊疗有所帮助。

图书在版编目（CIP）数据

常见皮肤病中药配方颗粒临床调配手册/杨志波主编.—北京：中国医药科技出版社，2021.10

ISBN 978-7-5214-2689-2

Ⅰ.①常… Ⅱ.①杨… Ⅲ.①皮肤病—中成药—颗粒剂—配制—手册 Ⅳ.①R275-62 ②R286-62

中国版本图书馆CIP数据核字（2021）第186327号

美术编辑 陈君杞
版式设计 友全图文
出版 **中国健康传媒集团** | 中国医药科技出版社
地址 北京市海淀区文慧园北路甲22号
邮编 100082
电话 发行：010-62227427 邮购：010-62236938
网址 www.cmstp.com
规格 880×1230 mm $\frac{1}{32}$
印张 $5\frac{5}{8}$
字数 140千字
版次 2021年10月第1版
印次 2021年10月第1次印刷
印刷 三河市万龙印装有限公司
经销 全国各地新华书店
书号 ISBN 978-7-5214-2689-2
定价 30.00元

获取新书信息、投稿、为图书纠错，请扫码联系我们。

编委会

编写说明

　　皮肤病是临床上的常见病、多发病，较大地影响了人们的身心健康。尽管医学科学给我们提供了较多治疗皮肤病的方法和药物，但面临变化万千的皮肤病真实世界，诸多时候我们仍束手无策。

　　以配方颗粒进行临床调配治疗皮肤病，不仅能够满足中医皮肤科医师临床进行辨证论治、随证加减的诊疗模式，更方便中医皮肤科医师临证调制针对某一具体皮肤病患者的内服、外用制剂，从而有利于皮肤病的个体化治疗。为此，中华中医药学会皮肤科分会近期组织国内相关专家，编撰了《常见皮肤病配方颗粒临床调配手册》，其目的就是希望能规范中医皮肤科医师采用中药配方颗粒临床调配治疗皮肤病的行为，同时提高皮肤病的疗效。

　　本手册以面向基层、注重临床实用为出发点，选择临床常见的50种皮肤病，从概述、诊断要点、治疗（配方颗粒常用内服方及外用方）、预防及调摄4个方面，较为系统、简明扼要地介绍了配方颗粒在皮肤病中的临床调配，希望对基层中医皮肤科工作者临床诊疗有所帮助。

　　本手册在编撰过程中得到了各级领导和社会团体的大力支持，在此表示衷心的感谢！华润三九医药股份有限公司作为参编单位付出了很多努力，作为国家首批中药配方颗粒试点企业，其专注于推动中医药传承发展的信念、专业认真的态度、充分践行企业责任与担当的精神值得赞扬！由于时间仓促，本手册肯定存在许多不足之处，敬请大家批评指正。

杨志波

2021 年 3 月 12 日于含浦

使用说明

1.疾病诊断　本手册列出的仅为诊断要点，与疾病的诊断标准存在一定差异，但并不影响某一疾病诊断的准确性。

2.方剂配伍　本手册中加减方与原方在用药上存在一定的差距，是原方在皮肤科运用的拓展，更符合皮肤科临床实际。在加减用药方面，仁者见仁，智者见智，临床实践者应遵循的一条基本原则就是辨证论治、随证加减。

3.药物剂量　药物剂量是疗效的关键，同时也是不良反应的原因之一，手册列出的剂量仅为参考剂量，即《中华人民共和国药典》所载标准用量，临床应因人、因时、因地确定个体用药剂量，尤其是针对儿童、老年、孕妇等特殊患者，用药剂量的把握更是重中之重。

4.治疗方法　配方颗粒临床调配是目前临床上治疗疾病的手段之一，比较适用于个体化的治疗方案，但许多疾病的治疗是多维度的，因此，在某些疾病运用配方颗粒临床调配治疗时还须与其他治疗手段相结合，才能取得满意疗效。

目 录

单纯疱疹

单纯疱疹是一种由单纯疱疹病毒所致的病毒性皮肤病。中医称之为"热疮""火燎疮"。以皮肤黏膜交界处的局限性、簇集性小水疱，自觉灼热紧绷、痒痛相兼为临床特征。本病有自限性，但易复发。男女老幼皆可发病，以成年人多见。

一、诊断要点

（1）多见于成年人，常发生于高热过程中或发热后。

（2）皮疹好发于皮肤黏膜交界处，尤以口唇、鼻周多见，且多在同一部位反复发作。患者自觉局部灼热、瘙痒或刺痛。

（3）典型皮损为红斑基础上的簇集性小水疱，各水疱群之间皮肤正常，疱壁溃破后伴糜烂、渗出。病程1~2周。愈后可遗留暂时性色素沉着。

二、治疗

（一）常用内服方

1. 辛夷清肺饮加减方

【来源】《外科正宗》

【组成】辛夷3.5g，黄芩10g，栀子10g，赤芍10g，枇杷叶10g，金银花15g，麦冬15g，升麻5g，甘草5g。

【功效】疏风清热解毒。

【适应证】单纯疱疹发生在面部者。

【加减】反复发作者，加黄芪15g；便溏者，加怀山药20g；咽喉肿痛者，加牛蒡子10g、玄参10g。

【临床调配】取上药配方颗粒溶于沸水200ml中，搅拌均匀即可。

【使用方法】饭后半小时趁热内服，每日2次。

【注意事项】孕妇禁用。

2.龙胆泻肝汤加减方

【来源】《太平惠民和剂局方》

【组成】龙胆草6g，栀子10g，黄芩10g，柴胡5g，泽泻10g，当归10g，生地黄15g，板蓝根15g，苍术5g，甘草5g。

【功效】清热利湿解毒。

【适应证】单纯疱疹发生在臀部、肛周、外阴等部位者。

【加减】便溏者，加怀山药20g、薏苡仁15g；会阴部疼痛不适者，加丹参10g、延胡索15g；小便余沥不尽者，加败酱草15g、桃仁6g。

【临床调配】取上药配方颗粒溶于沸水200ml中，搅拌均匀即可。

【使用方法】饭后半小时趁热内服，每日2次。

【注意事项】脾胃虚寒者慎用，久服伤阴，须加保护脾胃药。

3.益气滋阴方

【来源】经验方。

【组成】黄芪20g，白术6g，黄柏15g，生地黄15g，怀山药20g，金银花15g，白花蛇舌草15g，丹参10g，赤芍10g，白芍10g，茯苓15g，甘草5g。

【功效】益气养阴，清热解毒。

【适应证】复发性生殖器疱疹者。

【加减】睡眠欠佳者，加酸枣仁15g、远志6g；心悸者，加柏子仁10g、五味子3g；精神忧郁者，加柴胡5g、合欢皮10g。

【临床调配】取上药配方颗粒溶于沸水200ml中，搅拌均匀即可。

【使用方法】饭后半小时趁热内服，每日2次。

【注意事项】体寒者慎用。

（二）常用外用方

1. 马齿苋洗剂

【来源】经验方。

【组成】马齿苋30g，黄柏20g，苦参20g。

【功效】清热解毒，收敛止痒。

【适应证】单纯疱疹局部糜烂、渗出者。

【临床调配】取上药配方颗粒溶于1000ml沸水中，搅拌均匀，过滤即成。

【使用方法】局部湿敷，每日2次，每次15分钟。

2. 马齿苋软膏

【来源】经验方。

【组成】马齿苋30g，黄柏20g，苦参20g。

【功效】清热解毒止痒。

【适应证】单纯疱疹局部红斑、色沉者。

【临床调配】取上药配方颗粒研细粉，加入适量基质调匀即成。

【使用方法】外涂局部，每日2次。

三、预防及调摄

（1）饮食宜清淡，忌食肥甘厚味、辛辣炙煿之品。

（2）保持局部皮肤清洁、干燥，防止继发感染。

带状疱疹

带状疱疹是由水痘–带状疱疹病毒所引起的急性疱疹性皮肤病。中医称之为"蛇串疮""缠腰火丹""火带疮"等。以簇集性水疱沿一侧周围神经呈带状分布，伴神经痛为临床特征。可发于任何年龄，但以中老年人为多。一年四季皆可发病，但以春、秋季较多见。常突然发生，自觉症状明显，愈后极少复发。

一、诊断要点

（1）常见于中老年人，常因过劳、情绪波动、恶性肿瘤、使用免疫抑制剂治疗和器官移植等诱发。

（2）皮疹出现前常先有皮肤疼痛、麻木、瘙痒和感觉异常，可伴有低热、少食、倦怠等症状。

（3）典型的皮损多为绿豆大小的水疱，或丘疹、丘疱疹，簇集成群，常单侧分布，排列成带状。严重者皮损可表现为出血性，或呈坏疽性。皮损发于头面部者病情往往较重。

（4）自觉疼痛明显，可表现为难以忍受的疼痛，或皮损消退后仍遗留疼痛或瘙痒。

二、治疗

（一）常用内服方

1.龙胆泻肝汤加减方

【来源】《太平惠民和剂局方》

【组成】龙胆草6g，栀子10g，黄芩10g，延胡索15g，柴胡5g，泽泻10g，当归10g，生地黄15g，金银花15g，板蓝根15g，甘草5g。

【功效】清肝泻火解毒。

【适应证】带状疱疹发疹期者。

【加减】发生在四肢者，加桂枝3g、桑枝3g；疼痛剧烈者，加代赭石30g、磁石30g；以局部瘙痒为主者，加苦参10g、白鲜皮15g。

【临床调配】取上药配方颗粒溶于沸水200ml中，搅拌均匀即可。

【使用方法】饭后半小时趁热内服，每日2次。

【注意事项】本方苦寒，应中病即止。

2.桃红四物汤加减方

【来源】《太平惠民和剂局方》

【组成】桃仁5g，红花3g，丹参10g，黄芪15g，白芍10g，延胡索15g，川芎10g，丝瓜络8g，金银花15g，地龙6g，怀山药20g，甘草5g。

【功效】活血通络，行气止痛。

【适应证】带状疱疹皮损消退后，带状疱疹后遗神经痛患者。

【加减】睡眠难安者，加酸枣仁15g、远志6g、磁石20g；瘙痒者，加苦参10g、白鲜皮15g；饮食欠佳者，加怀山药20g；口渴者，加铁皮石斛3g；气短懒言者，加白术8g；腹胀、便溏者，加大腹皮10g、广木香3g、大枣15g；局部灼热者，加牡丹皮3g；便秘者，加炒枳壳3g、酒大黄3g。

【临床调配】取上药配方颗粒溶于沸水200ml中，搅拌均匀即可。

【使用方法】饭后半小时趁热内服，每日2次。

【注意事项】年老体弱者应根据病情随症加减、调整剂量。

（二）常用外用方

1.马齿苋合剂

【来源】经验方。

【组成】马齿苋30g，黄柏20g，苦参20g。

【功效】清热解毒收敛。

【适应证】带状疱疹局部糜烂、渗出者。

【临床调配】取上药配方颗粒溶于1000ml沸水中，搅拌均匀，过滤即成。

【使用方法】局部湿敷，每日2次，每次15分钟。

2.止痛膏

【来源】经验方。

【组成】花椒10g，薄荷5g，紫草5g。

【功效】清热凉血止痛。

【适应证】带状疱疹局部皮疹消退后疼痛不止者。

【临床调配】取上药配方颗粒研粉，加入适量基质调匀即成。

【使用方法】外涂局部，每日2次。

三、预防及调摄

（1）保持局部清洁、干燥，防止继发感染。

（2）忌食肥甘厚味、辛辣炙煿之品，饮食宜清淡。

（3）注意休息，保持心情舒畅。

水痘

水痘是因感染水痘–带状疱疹病毒而引起的一种病毒性皮肤病。中医也称之为"水痘"。病毒通过患者飞沫或直接接触传染，具有较强传染性，可引起流行。以皮肤、黏膜分批出现斑疹、丘疹、水疱、结痂，分布呈向心性，伴有发热等全身症状为临床特征。任何年龄都可发病，高发年龄为6~9岁，多流行于冬、春季节。

一、诊断要点

（1）发病前多有水痘或带状疱疹患者接触史。

（2）皮疹表现为斑疹、丘疹、水疱及结痂，呈向心性分布。

（3）伴有不同程度的发热、倦怠等全身症状。

（4）儿童多见，好发于冬、春季。

二、治疗

（一）常用内服方

银翘散加减方

【来源】《温病条辨》

【组成】金银花15g，连翘15g，桔梗6g，牛蒡子10g，玄参10g，竹叶5g，荆芥10g，豆豉10g，薄荷3g，芦根15g。

【功效】疏风清热，解毒利湿。

【适应证】水痘轻症者。

【加减】咽痛者，加射干6g、板蓝根15g；咳嗽者，加杏仁3g、贝母3g；瘙痒者，加苦参6g、白鲜皮8g。

【临床调配】取上药配方颗粒溶于沸水100~150ml中，搅拌均匀即可。

【使用方法】饭后半小时趁热内服，每日3次。

【注意事项】儿童患者应根据年龄、体重调整剂量。

（二）常用外用方

1.青黛油

【来源】《中医外科学讲义》

【组成】青黛10g，石膏20g，滑石10g，黄柏10g，芝麻油100ml。

【功效】清热凉血，解毒收敛。

【适应证】水痘局部轻度糜烂、结痂，少量渗出者。

【临床调配】取上药配方颗粒研细粉，以芝麻油100ml搅拌溶解即成。

【使用方法】使用前摇匀，外涂局部皮损处，每日3次。

2.冰硼散

【来源】《外科正宗》

【组成】冰片1.5g，硼砂25g，朱砂1.5g，玄明粉25g。

【功效】清热解毒，消肿止痛。

【适应证】水痘伴口腔黏膜水疱溃烂者。

【临床调配】上药配方颗粒研细粉即成。

【使用方法】适量吹敷患处，每日数次。

3.三黄洗剂

【来源】经验方。

【组成】大黄、黄柏、黄芩、苦参各等份。

【功效】清热，止痒，收敛。

【适应证】水痘局部糜烂、渗出者。

【临床调配】取上药配方颗粒10~15g，研细粉，加入蒸馏水100ml、医用石炭酸1ml即成。

【使用方法】用时摇匀，以棉签蘸药液涂局部皮损，每日3~4次。

三、预防及调摄

（1）水痘传染性强，发现水痘患者应立即隔离、治疗至脱痂为止。

（2）保持室内通风，注意避风寒，防止复感外邪。

（3）饮食宜清淡，忌食辛辣、鱼腥发物。

（4）保持局部清洁、干燥，避免搔抓。

扁平疣

扁平疣是由人乳头瘤病毒感染皮肤所引起的表皮赘生物。中医称之为"扁瘊"。以小米粒至黄豆大小的褐色或肤色扁平丘疹，好发于颜面、手背及前臂为临床特征。可发于任何年龄，多见于儿童和青少年。一般无明显自觉症状，可自愈，愈后可复发。

一、诊断要点

（1）常见于儿童及青少年，皮疹多骤然出现。

（2）好发于颜面、手背及前臂。

（3）典型皮损为小米粒到黄豆粒大小的扁平丘疹，圆形、椭圆形或多角形，表面光滑，数目较多，密集分布，淡褐色或正常皮肤颜色。皮疹可沿抓痕呈串珠状排列，出现同形反应。

（4）一般无自觉症状，偶有微痒，突然增多时瘙痒加剧。

二、治疗

（一）常用内服方

1.桑菊饮加减方

【来源】《温病条辨》

【组成】桑叶6g，杏仁6g，连翘15g，赤芍10g，薄荷3g，桔梗6g，芦根15g，甘草5g。

【功效】疏风清热，解毒散结。

【适应证】扁平疣初发者。

【加减】皮疹较多者，加板蓝根15g、夏枯草15g；皮疹瘙痒者，加苦参 10g、白鲜皮 15g；皮疹色红者，加紫草 6g、牡丹皮 3g；皮疹发在手背者，加桂枝 3g、桑枝 3g。

【临床调配】取上药配方颗粒溶于沸水 200ml 中，搅拌均匀即可。

【使用方法】饭后半小时趁热内服，每日 2 次。

【注意事项】应根据患者年龄、体重调整剂量，服药期间不要食板栗、薏苡仁，以免引起腹痛、腹泻。

2.桃红四物汤加减方

【来源】《太平惠民和剂局方》

【组成】桃仁 5g，红花 3g，丹参 10g，黄芪 15g，白芍 10g，川芎 10g，丝瓜络 8g，金银花 15g，夏枯草 15g，陈皮 3g，甘草 5g。

【功效】活血化瘀，软坚散结。

【适应证】扁平疣病程日久者。

【加减】皮疹色褐者，加玫瑰花 3g、三棱 5g、莪术 5g。

【临床调配】取上药配方颗粒溶于沸水 200ml 中，搅拌均匀即可。

【使用方法】饭后半小时趁热内服，每日 2 次。

【注意事项】凝血功能障碍、血小板减少者慎用。

（二）常用外用方

疣洗方

【来源】《实用中医皮肤病学》

【组成】马齿苋 30g，苍术 10g，蜂房 10g，白芷 10g，苦参 15g，陈皮 15g，蛇床子 12g，细辛 6g。

【功效】清热解毒燥湿。

【适应证】扁平疣皮疹较多，久治不愈者。

【临床调配】取上药配方颗粒，溶于沸水 1000ml，搅拌均匀即可。

【使用方法】局部先熏后洗，每日2~3次，每次15分钟。

三、预防及调摄

（1）避免搔抓，以防自身接种导致皮疹扩散。

（2）防止皮肤外伤，以免直接接触传染。

（3）作息规律，保持心情愉悦。

风　疹

风疹是由风疹病毒所引起的急性传染病。中医也称之为"风疹"。以红色斑丘疹，颈和耳后淋巴结肿大，伴低热等全身症状为临床特征。好发于儿童及青少年。冬、春季多见。

一、诊断要点

（1）潜伏期为10~21日，平均18日。

（2）前驱症状有发热、咳嗽、全身不适、食欲不佳、流涕、咽痛、头痛及结膜炎等。

（3）发疹前5~7日枕后、耳后、腋窝、腹股沟淋巴结肿大，有触痛，但无化脓，于数日内自行消退，但也可持续数周。

（4）前驱症状后1~2日出现大小不一的淡红色斑疹、斑丘疹或丘疹，最早见于面部，迅速向下扩展到躯干及四肢，但手掌、足跖部大多无皮疹；第2日面部皮疹消退，躯干部皮疹部分融合，但四肢皮疹散在不融合；第3日躯干部皮疹消退；第4日四肢皮疹也开始消退。疹退后，一般不留痕迹，严重者可见糠皮样脱屑。

（5）可伴有口腔黏膜疹，为散在分布于软腭及悬雍垂等处的玫瑰色斑疹，或出血性红点、瘀点，如针尖，或稍大。

（6）孕妇在妊娠4个月之内感染本病，可发生流产、死产、早产或胎儿畸形。

（7）外周血白细胞总数减少，淋巴细胞在最初1~4日内减少，以后逐渐增多，有时可见浆细胞增多。血沉在患病1周内加快。

二、治疗

（一）常用内服方

银翘散加减方

【来源】《温病条辨》

【组成】金银花10g，连翘10g，牛蒡子8g，芦根8g，荆芥6g，淡豆豉6g，桔梗6g，薄荷3g，竹叶6g，甘草3g。

【功效】疏风清热，宣肺透疹。

【适应证】风疹轻症者。

【加减】瘙痒者，加苦参5g、白鲜皮8g；皮疹色红，局部灼热者，加赤芍3g、牡丹皮3g。

【临床调配】取上药配方颗粒溶于沸水100~150ml中，搅拌均匀即可。

【使用方法】饭后半小时趁热内服，每日2次。

【注意事项】儿童患者应根据年龄、体重调整剂量。

（二）常用外用方

三黄洗剂

【来源】经验方。

【组成】大黄、黄柏、黄芩、苦参各等份。

【功效】清热，止痒，收敛。

【适应证】风疹局部糜烂、渗出者。

【临床调配】取上药配方颗粒，研细粉，加入蒸馏水100ml、医用石炭酸1ml即成。

【使用方法】用时摇匀，以棉签蘸药液涂局部皮疹，每日3~4次。

三、预防及调摄

（1）隔离患儿，使其勿与其他儿童接触，出疹后应隔离5日，发热期间患儿应卧床休息，吃易消化的食物。

（2）污染的日常用品及房间采取通风及日晒等方法消毒。

（3）孕妇接触风疹患者后，于接触1周内应注射20~40ml胎盘球蛋白或丙种球蛋白，1岁至青春期须预防接种风疹疫苗。

脓疱疮

脓疱疮是一种常见的化脓性、传染性皮肤病。中医称之为"黄水疮""滴脓疮""香瓣疮"等。以脓疱、脓痂、自觉瘙痒为临床特征。多发于夏、秋季节，以儿童多见，有接触传染及自体接种特征，易造成小区域流行。

一、诊断要点

（1）多见于夏、秋季节，好发于儿童。

（2）皮疹好发于颜面、口周、鼻孔周围及四肢暴露部位，易接触传染，有自身接种特点。

（3）典型皮疹为米粒至黄豆大小脓疱，周围绕以轻度红晕，有半月状积脓现象，易破溃，破后糜烂，结黄色脓痂。

（4）自觉不同程度的瘙痒，可伴有附近淋巴结肿大。

二、治疗

（一）常用内服方

1.清暑汤加减方

【来源】《外科全生集》

【组成】连翘8g，花粉5g，滑石8g，车前子5g，金银花8g，泽泻6g，淡竹叶3g，甘草3g。

【功效】清暑利湿解毒。

【适应证】脓疱疮发疹期患者。

【加减】热重烦躁者，加黄连3g、山栀6g；便秘者，加生大黄2g。

【临床调配】取上药配方颗粒溶于沸水100~150ml中，搅拌均匀即可。

【使用方法】饭后半小时趁热内服，每日2次。

【注意事项】应根据患儿年龄、体重等调整剂量。

2.参苓白术散加减方

【来源】《太平惠民和剂局方》

【组成】白扁豆5g，人参（或党参）3g，白术6g，白茯苓6g，炙甘草3g，怀山药8g，莲子肉3g，桔梗3g，薏苡仁5g，砂仁3g。

【功效】健脾渗湿。

【适应证】脓疱疮皮疹色淡、脓少，伴纳差、便溏者。

【加减】食滞不化者，加槟榔3g、焦三仙各5g。

【临床调配】取上药配方颗粒，溶于沸水100~150ml中，搅拌均匀即可。

【使用方法】饭后半小时趁热内服，每日2次。

【注意事项】阴虚体质者慎用。

（二）常用外用方

1.清热解毒方

【来源】经验方。

【组成】马齿苋20g，黄柏20g，蒲公英20g，野菊花20，千里光20g。

【功效】清热解毒。

【适应证】脓疱疮脓液较多者。

【临床调配】取上药配方颗粒溶于沸水1000ml中，冷却即成。

【使用方法】药液局部湿敷，每日2次，每次15分钟。

2.黄连膏

【来源】经验方。

【组成】黄连10g，黄柏10g。

【功效】清热解毒。

【适应证】脓疱疮脓痂厚者。

【临床调配】取上药配方颗粒，研细末，加入适量基质调匀即成。

【使用方法】外涂脓痂，每日2次。

三、预防及调摄

（1）注意卫生，勤洗澡，勤换衣。

（2）有痱子或瘙痒性皮肤病，应避免搔抓，及时治疗。

（3）婴儿室、托儿所及幼儿园如发现本病患儿应立即隔离，并对居住环境进行消毒。

疖与疖病

疖是发生在皮肤浅表的形小而根浅的急性化脓性疾病，反复多发、经久不愈者称之为疖病。中医统称为"疖"。以色红，灼热，疼痛，突起根浅，肿势局限，范围在3cm左右，出脓即愈为临床特征。男女老少皆可患病。

一、诊断要点

（1）本病好发于头面、颈及臀部，偶可发生于四肢。

（2）一般为单发，少数为多发。

（3）皮疹初起时为毛囊性炎性丘疹，渐成红色硬性小结节，有压痛，数日后顶部出现黄白色脓栓。

（4）严重者有发热、头痛不适等全身症状。

二、治疗

（一）常用内服方

五味消毒饮加减方

【来源】《医宗金鉴》

【组成】金银花15g，野菊花10g，白花蛇舌草15g，紫花地丁10g，天葵子10g，蒲公英10g，赤芍10g，夏枯草15g，茯苓15g，生甘草5g。

【功效】清热解毒利湿。

【适应证】各类疖及疖病。

【加减】反复发作伴阴虚者，加玄参10g、麦冬15g；小便短赤者，加车前子10g、六一散1包；便秘者，加生大黄3g。

【临床调配】取上药配方颗粒溶于沸水200ml中，搅拌均匀即可。

【使用方法】饭后半小时趁热内服，每日2次。

【注意事项】本方苦寒，应中病即止。

（二）常用外用方

金黄散

【来源】《医宗金鉴》

【组成】大黄25g，黄柏25g，姜黄25g，白芷25g，南星10g，陈皮10g，苍术10g，厚朴10g，甘草10g，天花粉50g。

【功效】清热除湿，散瘀化痰，止痛消肿。

【适应证】各类疖与疔病。

【临床调配】取上药配方颗粒共研细末即成。

【使用方法】适量金黄散用麻油调成糊状，牛皮纸包裹，外敷红肿部，每日1~2次。

三、预防及调摄

（1）注意个人卫生，勤洗澡，勤换衣，勤剪指（趾）甲。

（2）预防痱子，患痱子后应积极治疗，避免搔抓。

（3）忌食辛辣、鱼腥发物及肥甘厚腻之品。

（4）患本病后忌挤压患处。

蜂窝织炎

蜂窝织炎是由化脓菌侵入皮下、筋膜下或深部疏松结缔组织而引起的化脓性感染。中医称之为"发""痈"。以起病急，扩散迅速，范围广泛，局部红肿热痛，边界欠清，伴有发热、畏寒等全身症状为特征。

一、诊断要点

（1）好发于下肢、足、背、颜面、外阴及肛周等部位。

（2）局部红肿热痛，边界不清，病变中央色较深，疼痛及压痛明显，以后软化形成脓肿，溃破后排出脓液及坏死组织。

（3）局部自觉灼热、疼痛，伴有畏寒、发热、头痛、乏力、食欲减退等全身症状。

（4）常并发淋巴管炎和淋巴结炎，严重者可引起脓毒败血症。

（5）外周血白细胞总数及中性粒细胞计数均明显升高。

二、治疗

（一）常用内服方

仙方活命饮加减方

【来源】《医宗金鉴》

【组成】野菊花10g，紫花地丁10g，炮山甲3g，皂角刺10g，当归尾10g，金银花15g，赤芍10g，炙乳香6g，炙没药6g，天花粉10g，陈皮3g，防风10g，贝母5g，白芷5g。

【功效】清热解毒，活血化瘀。

【适应证】蜂窝织炎未成脓者。

【加减】便秘者，加生大黄3g、枳壳6g；小便短赤者，加泽泻10g、车前子10g；阴虚口渴者，加麦冬15g、石斛6g；脓肿溃破者，加生黄芪15g、黄芩10g；溃后脓水稀薄，疮面新肉不生，色淡红者，加党参10g、白术5g。

【临床调配】取上药配方颗粒溶于沸水200ml中，搅拌均匀即可。

【使用方法】饭后半小时趁热内服，每日2次。

【注意事项】本方苦寒，应中病即止。

（二）常用外用方

金黄散

【来源】《医宗金鉴》

【组成】大黄25g，黄柏25g，姜黄25g，白芷25g，南星10g，陈皮10g，苍术10g，厚朴10g，甘草10g，天花粉50g。

【功效】清热除湿，散瘀化痰，止痛消肿。

【适应证】蜂窝织炎局部红肿热痛者。

【临床调配】取上药配方颗粒共研细末即成。

【使用方法】适量金黄散用麻油调成糊状，牛皮纸包裹，外敷红肿部，每日1~2次。

【注意事项】脓成应切开排脓。

三、预防及调摄

（1）保持局部皮肤清洁，避免外伤。

（2）平素少食辛辣炙煿（如麻辣、火锅、油炸、烧烤等）及肥甘厚腻之品，饮食宜清淡、易消化，保持大便通畅。患病时忌烟酒、辛辣及鱼腥发物。

（3）有全身症状者宜静卧休息，并减少患部活动，抬高患肢。

丹　毒

丹毒是由乙型溶血性链球菌侵入皮肤或黏膜淋巴管引起的淋巴管和淋巴管周围组织的一种急性炎症。中医亦称之为"丹毒"。以局部红肿热痛为临床特征，好发于下肢及颜面部，反复发作者可形成象皮腿。全年均可发病，但常见于春、秋两季。

一、诊断要点

（1）本病好发于颜面或小腿，有皮肤、黏膜破损或足癣等病史。

（2）起病急剧，发病初起先有周身不适、恶寒发热、头痛、恶心等前驱症状。

（3）典型皮损为略高出皮面、境界清楚的水肿性红斑，表面紧张发亮，压之褪色；放手后立即恢复，有时可见水疱或大疱、血疱甚至皮肤坏死。

（4）自觉灼热疼痛，触痛明显，附近淋巴结肿痛。

二、治疗

（一）常用内服方

1.普济消毒饮加减方

【来源】《东垣十书》

【组成】黄芩10g，黄连3g，金银花15g，陈皮3g，玄参10g，连翘15g，板蓝根15g，赤芍10g，牡丹皮5g，升麻6g，柴胡6g，桔梗6g。

【功效】疏风清热，解毒凉血。

【适应证】颜面部丹毒者。

【加减】大便干结者，加生大黄3g、枳壳6g；口苦，脾气急躁者，加龙胆草6g、栀子仁10g；面部肿胀者，加冬瓜皮15g、车前子10g；局部瘙痒者，加苦参10g、白鲜皮15g。

【临床调配】取上药配方颗粒溶于沸水200ml中，搅拌均匀即可。

【使用方法】饭后半小时趁热内服，每日2次。

【注意事项】本方苦寒，应中病即止。

2.萆薢渗湿汤加减方

【来源】《疡科心得集》

【组成】萆薢10g，薏苡仁20g，黄柏15g，赤芍10g，赤茯苓15g，牡丹皮5g，滑石15g，金银花15g，蒲公英10g。

【功效】清热利湿，解毒凉血。

【适应证】下肢丹毒者。

【加减】肿胀甚或形成大脚风者，加防己10g、赤小豆15g、丝瓜络8g、鸡血藤15g；局部灼热者，加紫草6g、板蓝根15g。

【临床调配】取上药配方颗粒溶于沸水200ml中，搅拌均匀即可。

【使用方法】饭后半小时趁热内服，每日2次。

【注意事项】本方苦寒，应中病即止。

（二）常用外用方

金黄散

【来源】《医宗金鉴》

【组成】大黄25g，黄柏25g，姜黄25g，白芷25g，南星10g，陈皮10g，苍术10g，厚朴10g，甘草10g，天花粉50g。

【功效】清热除湿，散瘀化痰，止痛消肿。

【适应证】丹毒。

【临床调配】取上药配方颗粒共研细末即成。

【使用方法】适量金黄散用麻油调成糊状，牛皮纸包裹，外敷红肿部，每日1~2次。

三、预防及调摄

（1）若有皮肤、黏膜破损，应及时治疗，以免感染。

（2）卧床休息，多饮水，床边隔离。若发于下肢，应抬高患肢30°~40°；若发于面部，应寻找鼻腔、口腔、耳部等处有无病灶，并给予相应处理；患有脚湿气者，应积极彻底治愈，以防形成复发性丹毒。

（3）多食蔬菜、水果，忌食辛辣、油腻、助火生热之品。

手足癣

手足癣是皮肤癣菌侵犯掌跖、指（趾）间表皮引起的浅部真菌感染性疾病。手癣中医称之为"鹅掌风"，足癣中医称之为"脚湿气"。以初起常为一侧，日久则侵及对侧，缠绵难愈为临床特征。本病夏季发病或加重。成人较儿童多见。

一、诊断要点

（1）有居住环境湿热，长期水湿浸渍，使用公共拖鞋、毛巾等史。

（2）单侧先发，渐传染至对侧，或手足互相传染。典型的临床表现有深在性的小水疱、浸渍、糜烂、干燥、脱屑或红斑、丘疹、丘疱疹等，但常以1~2种皮损为主，伴不同程度的瘙痒。

（3）皮损真菌镜检或培养阳性。

二、治疗

常用外用方

1.苍肤洗剂加减方

【来源】经验方。

【组成】苍耳子15g，侧柏叶15g，威灵仙15g，黄精15g，地肤子15g，艾叶15g，吴茱萸15g，枯矾20g。

【功效】清热燥湿，杀虫止痒。

【适应证】浸渍型手足癣。

【临床调配】取上药配方颗粒溶于沸水2000ml中即成。

【使用方法】浸泡或湿敷患处，每日1~2次，每次15分钟。

2. 10%土槿皮酊

【来源】《实用中医外科学》

【组成】土槿皮10g。

【功效】杀虫止痒。

【适应证】鳞屑角化型手足癣。

【临床调配】土槿皮配方颗粒10g，80%乙醇100ml，按渗漉法制成。

【使用方法】棉球蘸药液外涂患处，每日3次。

三、预防及调摄

（1）应注意个人卫生，避免共穿鞋袜，共用脚盆、毛巾等。

（2）积极治疗，避免接触性传染。

股　癣

股癣是发生于腹股沟、会阴、肛周和臀部的皮肤癣菌感染。中医称之为"阴癣"。以环形红斑，边缘隆起，中心趋于正常，自觉瘙痒明显为临床特征。本病好发于青壮年，男性多于女性。夏季发病或加重。

一、诊断要点

（1）居住或工作环境湿热，内衣不洁，有鹅掌风或脚湿气等病史。

（2）临床表现为丘疹、丘疱疹，继而形成红斑，上有鳞屑，境界清楚，边缘隆起，伴有丘疹，中心向愈，伴色素沉着。皱褶部位皮损可表现为红斑、糜烂、渗液。

（3）皮损真菌镜检或培养阳性。

二、治疗

常用外用方

1.阴癣洗剂

【来源】经验方。

【组成】白鲜皮20g，马齿苋20g，侧柏叶20g，枯矾20g，黄精20g，苦参20g，地肤子20g，薄荷10g。

【功效】清热杀虫止痒。

【适应证】股癣瘙痒剧烈，局部轻度糜烂、渗出者。

【临床调配】取上药配方颗粒溶于沸水2000ml中即成。

【使用方法】药液局部外洗或湿敷，每日2次，每次15分钟。

2.阴癣散

【来源】经验方。

【组成】枯矾30g，黄柏20g，五倍子20g，乌贼骨20g。

【功效】收敛止痒。

【适应证】股癣会阴部潮湿者。

【临床调配】取上药配方颗粒，研细末而成。

【使用方法】局部外扑，每日数次。

三、预防及调摄

（1）积极彻底治疗鹅掌风、脚湿气、灰指甲、圆癣等癣疾，以防沾染形成本病。

（2）注意卫生消毒，勤洗浴，勤换内衣内裤，保持阴股部清洁、干燥。

（3）避免使用刺激性强的洗涤用品洗患处。

疥 疮

疥疮是一种由人型疥螨（疥虫）寄生在人体皮肤所引起的接触传染性皮肤病。中医也称之为"疥疮"。以指缝及身体屈侧皮肤薄嫩部位出现丘疱疹、隧道，瘙痒剧烈，遇热及入夜尤甚，皮损处可找到疥螨，易在集体和家庭中流行为特征。本病好发于青年、儿童。

一、诊断要点

（1）本病常有明确接触传染史，家庭或集体生活的环境中有类似患者。

（2）皮肤薄嫩部位，尤其指缝、前臂、腹部、脐周、外阴出现特征性皮损，瘙痒剧烈，遇热及入夜尤甚。典型皮损可于隧道中找出疥螨或虫卵。

二、治疗

常用外用方

1.硫黄软膏

【来源】经验方。

【组成】硫黄5~20g。

【功效】杀虫止痒。

【适应证】疥疮。

【临床调配】取硫黄5~20g，研细粉，以凡士林95~80g调匀即成。

【使用方法】外涂患处，每日2次。

【注意事项】先涂好发部位，再涂全身，每天早、晚各1次，连续3天，第4天洗澡更衣，开水烫洗及晾晒席被，此为1个疗程。一般治疗1~2个疗程，停药后观察1周左右，如无新发皮损出现，即为痊愈。

2.疥疮洗剂

【来源】经验方。

【组成】艾叶20g，川椒30g，千里光30g，地肤子30g，苦参30g，大黄30g，藿香20g。

【功效】杀虫止痒。

【适应证】疥疮，疥疮结节。

【临床调配】取上药配方颗粒溶于沸水2000ml中，搅拌均匀即成。

【使用方法】局部外洗，每日1次，每次15分钟。

三、预防及调摄

（1）注意个人卫生，勤洗澡，勤换衣服，被褥常洗晒。

（2）发现患者及时隔离治疗。患者衣物、被褥需煮沸消毒或在阳光下充分暴晒，以杀灭疥螨及虫卵。

（3）加强卫生宣传，公共浴池以及旅馆、车船上的公用衣被应定期清洗、消毒。

虫咬皮炎

虫咬皮炎是指被螨虫、蚊、蠓、臭虫等叮咬或蜂蜇伤造成的物理损伤，或者其分泌液引起皮肤炎症或变态反应。中医称之为"虫咬伤"。以叮咬处出现丘疹、风团、水肿性红斑、水疱、丘疱疹等，中间可见针头大叮咬痕，散在分布或数个成群，可发生于身体各部位，并伴有不同程度的瘙痒、刺痛感为临床特征。

一、诊断要点

昆虫叮咬与季节、个人生活环境密切相关。根据皮损特点，结合昆虫接触史等即可诊断。

二、治疗

本病以预防为主，发病后以外治为主，重者内外合治。

（一）常用内服方

五味消毒饮加减方

【来源】《医宗金鉴》

【组成】金银花15g，野菊花10g，白花蛇舌草15g，赤小豆15g，冬瓜皮15g，蒲公英10g，赤芍10g，苦参10g，白鲜皮15g，茯苓15g，生甘草5g。

【功效】清热解毒，消肿止痛。

【适应证】虫咬皮炎伴全身症状者。

【加减】发于下肢者，加忍冬藤15g、紫草根5g、茜草3g；瘙痒剧烈者，加地肤子6g、苦参10g、白鲜皮15g；水疱甚者，加茯苓皮15g、冬瓜皮15g、白术5g；大便秘结者，加大腹皮10g、生大黄3g。

【临床调配】取上药配方颗粒溶于沸水200ml中，搅拌均匀即可。

【使用方法】饭后半小时趁热内服，每日2次。

【注意事项】清热解毒是基本治法，但临床应根据不同临床表现加减用药。儿童患者应根据年龄、体重调整剂量。

（二）常用外用方

虫咬外洗方

【来源】经验方。

【组成】马齿苋20g，黄柏20g，苦参20g，枯矾20g，野菊花20g，白鲜皮20g。

【功效】清热解毒止痒。

【适应证】虫咬皮炎。

【临床调配】取上药配方颗粒溶于沸水1000ml中，搅拌均匀即成。

【使用方法】局部冷湿敷，每日2次，每次15分钟。

三、预防及调摄

（1）夏季夜间尤其潮湿气候时，及时关闭门窗，避免隐翅虫接触。

（2）隐翅虫全虫成分有明显的毒性，不慎接触，不得拍打，须软性驱赶，避免二次伤害。

日光性皮炎

日光性皮炎是一种因日光照射而引起的皮肤病。中医称之为"日晒疮"。急性期以曝光部位出现红斑、水疱或多形性皮损，自觉灼热、瘙痒，有明显季节性为临床特征，好发于春、夏季节，以青年男女、儿童多见。慢性迁延患者，以皮损表现为浸润性斑块、苔藓样变、结节，瘙痒剧烈为临床特征，老年男性多见。

一、诊断要点

（1）本病常有明显的光暴露史。

（2）皮损好发于头面颈（尤其额、双颧、双耳、颈部）、颈前三角区、双手背、前臂等光暴露部位。

（3）急性发作期皮损表现为红斑、肿胀、丘疹、丘疱疹、水疱，甚至大疱；慢性迁延患者皮损表现为浸润性斑块、苔藓样变、结节等。

（4）自觉瘙痒或刺痛。

二、治疗

（一）常用内服方

1. 凉血地黄汤加减方

【来源】《外科大成》

【组成】生地黄15g，赤芍10g，黄连3g，黄芩10g，槐角5g，牡丹皮5g，荆芥10g，升麻6g，花粉6g，茯苓皮15g，冬瓜皮15g，甘草5g。

【功效】清热解毒，凉血退斑。

【适应证】急性日光性皮炎者。

【加减】口干欲饮者，加生石膏20g；大便干结者，加生大黄3g、枳壳5g；小便短黄者，加白茅根5g、竹叶6g、滑石15g。

【临床调配】取上药配方颗粒溶于沸水200ml中，搅拌均匀即可。

【使用方法】饭后半小时趁热内服，每日2次。

【注意事项】本方苦寒，应中病即止。

2.活血润燥生津汤加减方

【来源】《医方集解》

【组成】当归15g，白芍10g，熟地黄12g，天冬15g，麦冬15g，金银花15g，蒲公英10g，桃仁5g，红花3g，苦参10g，白鲜皮15g，薏苡仁15g，甘草3g。

【功效】养血润燥，清热解毒。

【适应证】慢性日光性皮炎者。

【临床调配】取上药配方颗粒溶于沸水200ml中，搅拌均匀即可。

【使用方法】饭后半小时趁热内服，每日2次。

【注意事项】须配合外用防晒护肤品。

（二）常用外用方

1.日晒洗剂

【来源】经验方。

【组成】黄连5g，黄芩20g，马齿苋30g，地榆30g，枯矾30g。

【功效】清热燥湿，凉血解毒。

【适应证】急性日光性皮炎者。

【临床调配】取上药配方颗粒溶于沸水1000ml中，搅拌均匀

即成。

【使用方法】局部冷湿敷，每日2次，每次15分钟。

2. 紫草膏

【来源】《新编中医皮肤病学》

【组成】紫草120g，当归50g，红花30g，生地黄120g，生大黄30g，白芷30g，黄柏90g，冰片9g，黄蜡240g，麻油1000ml。

【功效】凉血解毒，润肤生肌。

【适应证】慢性日光性皮炎者。

【临床调配】取除黄蜡、冰片外以上配方颗粒浸入1000ml麻油中，浸1天，再入锅内，文火熬至药枯，去渣滤净，入黄蜡融化，倒入盆内再加冰片，搅匀即成。

【使用方法】以棉签蘸药液外涂患处，每日3次。

三、预防及调摄

（1）避免日光曝晒，外出应戴宽边遮阳帽，打遮阳伞，穿长袖衣裤等。

（2）有本病发作史者，皮肤暴露部位外擦防晒霜。

（3）忌食辛辣、鱼腥发物，饮食宜清淡，避免搔抓，防止继发感染。

（4）避免进食莴苣、泥螺等光敏性食物，尽量避免应用磺胺类、四环素等光敏性药物及具有光敏作用的化妆品。

痱　子

痱子是在高温、潮湿环境下引起的丘疹、丘疱疹性皮肤病。中医称之为"痱疮"。以小水疱、丘疹、丘疱疹为临床特征。好发于夏季。

一、诊断要点

（1）夏季或高温、湿热的环境易发病。

（2）根据皮疹不同，临床最常见有以下4种类型。

①白痱：皮损为针尖大小透明水疱，壁薄易破，疱液清，无红晕，成批出现，干后有轻度脱屑，好发于颈、躯干部，自觉症状轻微，常见于高热、体质虚弱、长期卧床、大量出汗的患者。

②红痱：皮损为针帽大小的丘疹或丘疱疹，有轻度红晕，常成批对称出现，好发于颈、胸、背、腰围、肘窝、腋窝、乳房下及婴幼儿头面及臀部，少数可继发毛囊炎，伴轻度烧灼感及刺痒。

③脓痱：皮损为针头大浅脓疱或脓性丘疱疹，好发于皮肤褶皱处，小儿头颈部也常见，自觉刺痒或轻度烧灼感。

④深在性痱：为密集、与汗孔一致的非炎性丘疱疹，出汗时皮疹增大，可致汗出不畅或无汗，可伴有全身症状，常见于热带反复发生红痱的患者。

二、治疗

（一）常用内服方

清暑汤加减方

【来源】《外科全生集》

【组成】连翘15g，花粉10g，滑石（包）15g，金银花15g，赤芍10g，车前草10g，泽泻10g，淡竹叶6g，甘草5g。

【功效】清暑利湿解毒。

【适应证】痱子。

【加减】脓痱者，加野菊花10g、蒲公英10g；瘙痒剧烈者，加苦参10g、白鲜皮15g；心烦者，加灯心草3g、赤小豆15g。

【临床调配】取上药配方颗粒溶于沸水100~150ml，搅拌均匀即可。

【使用方法】饭后半小时趁热内服，每日2次。

【注意事项】儿童患者应根据年龄、体重调整剂量；应配用绿豆、西瓜等解暑之品以助药力。

（二）常用外用方

1.马齿苋洗剂

【来源】经验方。

【组成】马齿苋50g。

【功效】清暑解毒。

【适应证】脓痱，红痱。

【临床调配】取上药配方颗粒溶入1000ml沸水中，搅拌均匀即成。

【使用方法】局部冷湿敷，每日2次，每次15分钟。

2.清凉粉

【来源】经验方。

【组成】六一散120g，梅片12g。

【功效】散风止痒，清凉收汗。

【适应证】痱子。

【临床调配】取上药共研和匀即成。

【使用方法】局部外扑，每日2次。

三、预防及调摄

（1）保持室内通风、凉爽，衣着宽松。

（2）注意皮肤清洁、干燥，炎热季节勤洗澡。

夏季皮炎

夏季皮炎是由于夏季炎热所引起的一种季节性炎症性皮肤病。中医称之为"暑热疮"。以大片红色斑丘疹、灼热、瘙痒为临床特征。多见于成年人。

一、诊断要点

（1）发生于夏季，病情变化与气候有明显关系。
（2）好发于成年人四肢伸侧，尤以小腿为甚。
（3）皮损为红斑、丘疹、血痂、抓痕等，久之皮肤粗糙、增厚。
（4）自觉瘙痒、灼热，一般无全身症状。

二、治疗

（一）常用内服方

1.清暑汤加减方

【来源】《外科全生集》

【组成】连翘15g，花粉10g，滑石15g，金银花15g，赤芍10g，车前草10g，泽泻10g，淡竹叶6g，甘草3g。

【功效】清暑解毒。

【适应证】夏季性皮炎。

【加减】瘙痒剧烈者，加苦参10g、白鲜皮15g；小便短赤者，加赤小豆15g、车前草10g；大便秘结者，加生大黄3g；食欲不佳者，加藿香10g、薏苡仁15g。

【临床调配】取上药配方颗粒溶于沸水200ml中，搅拌均匀

即可。

【使用方法】饭后半小时趁热内服，每日2次。

【注意事项】脾虚腹泻者慎用。

（二）常用外用方

1.1%薄荷三黄洗剂

【来源】《中医外科学》

【组成】大黄、黄柏、黄芩、苦参各等份，薄荷脑1g。

【功效】清热止痒收敛。

【适应证】夏季性皮炎。

【临床调配】取上药配方颗粒研细粉，加入蒸馏水100ml、医用石炭酸1ml，再加入薄荷脑1g，搅拌均匀即成。

【使用方法】棉签蘸药液外涂，每日3次。

2.马齿苋洗剂

【来源】经验方。

【组成】马齿苋50g。

【功效】清暑解毒。

【适应证】夏季性皮炎。

【临床调配】取马齿苋配方颗粒50g溶于沸水1000ml中，搅拌均匀即成。

【使用方法】局部冷湿敷，每日2次，每次15分钟。

三、预防及调摄

（1）注意工作环境通风散热，衣着宽大、透气。

（2）保持皮肤清洁、干燥，避免搔抓。

皲 裂

皲裂是指各种原因引起的手足部干燥和皲裂病症。中医称之为"皲裂疮"。秋、冬季多发，在工厂和农村中发病率较高。

一、诊断要点

（1）多发于秋、冬季，多见于成人或老年人。

（2）多发于指尖、指屈侧、掌跖、足跟、足趾外侧等经常摩擦的部位。

（3）皮肤干燥、粗糙增厚、皲裂，轻度仅达表皮，重度裂隙可达真皮或皮下组织，常伴出血。

（4）自觉疼痛，病程慢性。

二、治疗

（一）常用内服方

当归饮子加减方

【来源】《重订严氏济生方》

【组成】当归10g，熟地15g，白芍10g，川芎10g，何首乌10g，黄芪10g，荆芥10g，防风10g，白蒺藜10g，甘草5g。

【功效】养血润肤。

【适应证】手足皲裂者。

【加减】皮肤干燥、瘙痒者，加生地黄15g、苦参10g、白鲜皮15g；大便秘结者，加火麻仁15g；腹胀、便溏者，加怀山药20g、大腹皮10g。

【临床调配】取上药配方颗粒溶于沸水200ml中，搅拌均匀即可。

【使用方法】饭后半小时趁热内服，每日2次。

【注意事项】须同时配合外用药物、保湿剂治疗。

（二）常用外用方

润肌膏

【来源】《外科正宗》

【组成】当归15g，紫草3g，麻油120ml，黄蜡15g。

【功效】润肤凉血止痒。

【适应证】手足皲裂。

【临床调配】取上药配方颗粒与麻油120ml同熬，药枯滤清，将油再熬，入黄蜡化尽，倾入器皿待冷即成。

【使用方法】局部外涂，每日2次。

三、预防及调摄

（1）劳动后宜用温热水洗净手足，随即外搽润肤剂。

（2）尽量减少物理、化学性刺激。

（3）对并发病如手足癣、湿疹等，应积极治疗。

接触性皮炎

接触性皮炎是指接触外界某些物质而引起的皮肤和黏膜的急性、亚急性、慢性炎症反应性皮肤病。中医称之为"漆疮""马桶疮""膏药风"等。以接触部位红斑、水疱、丘疹、糜烂及渗液，自觉瘙痒为临床特征。本病有明确的接触史，去除病因后可自行痊愈。

一、诊断要点

（1）有明确的接触史，所接触的物质有刺激性或抗原性。

（2）皮损部位与接触部位基本一致，境界清楚。

（3）临床多呈急性皮炎改变，如红斑、肿胀、水疱、密集红色丘疹、糜烂及渗出等，长期反复接触后可呈慢性皮炎改变，如皮肤局部干燥、脱屑或皲裂，但临床以单一皮损表现为主。

（4）自觉剧烈瘙痒，有时有灼热及疼痛，全身症状轻微。

（5）有自限性，去除病因后1~2周可痊愈，不接触致敏物一般不复发。

二、治疗方法

（一）常用内服方

1.化斑解毒汤加减方

【来源】《医宗金鉴》

【组成】连翘15g，知母15g，玄参10g，牛蒡子10g，升麻6g，人中黄6g，黄连3g。

【功效】清热解毒利湿。

【适应证】接触性皮炎局部潮红肿胀伴轻度糜烂、渗出者。

【加减】灼热瘙痒明显者，加赤芍10g、牡丹皮5g、苦参10g、白鲜皮15g；局部渗出明显者，加苍术6g、栀子仁10g、冬瓜皮15g。

【临床调配】取上药配方颗粒溶于沸水200ml中，搅拌均匀即可。

【使用方法】饭后半小时趁热内服，每日2次。

【注意事项】本方寒凉，应中病即止。

2.消风散加减方

【来源】《外科正宗》

【组成】知母15g，当归15g，胡麻仁15g，荆芥10g，防风10g，生地黄10g，牛蒡子15g，蝉衣6g，甘草3g。

【功效】清热消风止痒。

【适应证】接触性皮炎局部瘙痒、渗出不多者。

【加减】瘙痒剧烈者，加苦参10g、白鲜皮15g、徐长卿10g；食欲不佳者，加怀山药20g、薏苡仁15g；经久不愈者，加赤芍10g、丹参10g。

【临床调配】取上药配方颗粒溶于沸水200ml中，搅拌均匀即可。

【使用方法】饭后半小时趁热内服，每日2次。

【注意事项】慎用虫类止痒药。

（二）常用外用方

收敛止痒洗剂

【来源】经验方。

【组成】枯矾30g，千里光20g，苦参20g，黄柏20g，白鲜皮

20g，地肤子20g。

【功效】清热收敛止痒。

【适应证】接触性皮炎局部渗出明显者。

【临床调配】取上药配方颗粒溶于沸水2000ml中，搅拌均匀即成。

【使用方法】局部冷湿敷，每日2次，每次15分钟。

三、预防及调摄

（1）避免再接触致敏物，如因职业关系，应注意防护，必要时调换工种。

（2）治疗期间不宜用热水或肥皂洗浴，禁止使用刺激性强烈的止痒药。

（3）多饮开水，忌食辛辣、油腻、鱼腥等食物。

湿　疹

　　湿疹为一种由多种内、外因素引起的具有明显渗出倾向的皮肤炎症性疾病。中医称之为"湿疮"。以多形性皮损，对称性分布，有渗出倾向，反复发作，易转变为慢性，瘙痒显著为临床特征。男女老幼均易患病，一年四季均可发生。

一、诊断要点

　　（1）皮损可发生在任何部位，往往对称分布。
　　（2）按其临床特点可分为急性、亚急性和慢性湿疹。
　　①急性湿疹：起病急，发展快，皮损广泛而对称，以红斑、丘疹、水疱为主，境界不清，有糜烂和渗出。
　　②亚急性湿疹：多因急性湿疹处理不当所致，皮损以丘疹、鳞屑及结痂为主，仅有少数丘疱疹及糜烂。
　　③慢性湿疹：多因急性、亚急性湿疹反复发作，经久不愈而成，皮损为淡红色浸润性斑片，明显肥厚，呈苔藓样改变，伴有抓痕、脱屑和色素沉着。
　　（3）自觉瘙痒剧烈。
　　（4）特定部位有特殊类型的湿疹，如耳部湿疹、乳房湿疹、阴囊湿疹、手部湿疹、外阴湿疹、肛周湿疹及小腿湿疹等。

二、治疗

（一）常用内服方

1.二妙丸加减方
【来源】《丹溪心法》

【组成】薏苡仁15g，滑石15g，茯苓15g，黄柏15g，萆薢10g，泽泻10g，防风10g，牛膝10g，车前草10g，牡丹皮5g，苍术5g。

【功效】清热利湿。

【适应证】急性湿疹。

【加减】瘙痒剧烈者，加苦参10g、白鲜皮15g、徐长卿10g；伴口苦、急躁易怒者，加龙胆草5g、栀子仁10g。

【临床调配】取上药配方颗粒溶于沸水200ml中，搅拌均匀即可。

【使用方法】饭后半小时趁热内服，每日2次。

【注意事项】本方苦寒，应中病即止。

2.消风散加减方

【来源】《外科正宗》

【组成】生地黄10g，当归15g，胡麻仁15g，知母15g，荆芥10g，防风10g，牛蒡子10g，蝉衣3g，甘草3g。

【功效】疏风清热。

【适应证】亚急性湿疹。

【加减】瘙痒剧烈者，加苦参10g、白鲜皮15g、徐长卿10g；大便秘结者，加生大黄3g；食欲不佳者，加怀山药20g、薏苡仁15g；小便短赤者，加赤小豆15g、车前草10g。

【临床调配】取上药配方颗粒溶于沸水200ml中，搅拌均匀即可。

【使用方法】饭后半小时趁热内服，每日2次。

【注意事项】本方应加入清热药，以利于清解风热之邪。

3.当归引子加减方

【来源】《严氏济生方》

【组成】当归15g，生地黄15g，熟地15g，荆芥10g，黄芩10g，川芎10g，白芍10g，赤芍10g，白术8g，薄荷3g，蝉蜕3g，生甘草3g。

【功效】养血润肤。

【适应证】慢性湿疹。

【加减】瘙痒剧烈者，加苦参10g、白鲜皮15g、刺蒺藜10g；腹胀、便溏者，加怀山药20g、白扁豆10g、大腹皮10g；睡眠欠佳者，加酸枣仁15g、远志6g；口干舌燥者，加铁皮石斛3g。

【临床调配】取上药配方颗粒溶于沸水200ml中，搅拌均匀即可。

【使用方法】饭后半小时趁热内服，每日2次。

【注意事项】本方须加入活血药，以助养血之功。

（二）常用外用方

1.10%黄柏溶液

【来源】经验方。

【组成】黄柏流浸膏10ml，蒸馏水100ml，尼泊金0.05g。

【功效】清热解毒。

【适应证】湿疹局部糜烂、渗液明显者。

【临床调配】取黄柏配方颗粒溶于水中，煎煮制成黄柏流浸膏10ml，加蒸馏水100ml、尼泊金0.05g，搅拌均匀即成。

【使用方法】局部冷湿敷，每日2~3次，每次15分钟。

2.青黛膏

【来源】经验方。

【组成】青黛散75g，凡士林300g。

【功效】清热解毒润肤。

【适应证】慢性湿疹。

【临床调配】凡士林烊化冷却，青黛散加入调匀即成。

【使用方法】局部外涂，每日2次。

3.湿疹膏

【来源】经验方。

【组成】马齿苋20g，苦参20g，白鲜皮20g，地骨皮10g，地肤子20g，冰片2g。

【功效】清热解毒，润肤止痒。

【临床调配】取上药配方颗粒研细粉，加入适量基质搅拌均匀即成。

【使用方法】局部外涂，每日3次。

三、预防及调摄

（1）禁用热水烫洗或使用肥皂等刺激性物品，应尽量避免搔抓。

（2）注意寻找诱因，减少复发。

（3）忌食辣、鱼腥等发物。

特应性皮炎

特应性皮炎又称遗传过敏性皮炎或异位性皮炎，是一种慢性复发性瘙痒性炎症性皮肤病。中医根据不同临床表现称之为"奶癣""浸淫疮""四弯风""血风疮"等。以多形性皮损，反复发作，时轻时重，自觉剧烈瘙痒为临床特征。常伴有过敏性鼻炎、哮喘等过敏性疾病。一般可分为婴儿期、儿童期、青年及成人期三个类型。

一、诊断要点

（1）患者或其家族中常有荨麻疹、喘哮、过敏性鼻炎等过敏性疾病病史。

（2）常于出生1~2个月发病，可自然缓解，但常复发。随年龄增长，皮损常由渗出性湿疹向慢性苔藓样转变，婴儿期皮损常好发面部，儿童期皮损多发于四肢伸侧、腘窝及肘弯等处，至成年期皮损类似神经性皮炎，突出表现为苔藓样改变。

（3）常伴有轻度鱼鳞病样改变，皮肤干燥，掌纹粗重，面色苍白，眼周有黑褐色晕。

（4）瘙痒明显，病程慢性，反复发作。

（5）实验室检查嗜酸粒细胞升高，血清IgE升高，对多种过敏原皮内试验（1型）阳性，皮肤有白色划痕征，对乙酰胆碱皮内注射呈迟缓苍白反应，组胺皮试反应减弱。

二、治疗

（一）常用内服方

1.三心导赤散加减方

【来源】《徐宜厚皮肤病临床经验辑要》

【组成】生地黄6g，连翘心2g，山栀心2g，莲子心2g，灯心草2g，车前草3g，黄芩3g，蝉蜕2g，赤小豆3g，竹叶3g，甘草2g。

【功效】清心导赤，护阴止痒。

【适应证】婴幼儿特应性皮炎者。

【加减】瘙痒剧烈者，加苦参3g、白鲜皮5g；消化不良者，加焦三仙各5g；咽喉肿痛者，加牛蒡子3g、玄参3g。

【临床调配】取上药配方颗粒溶于沸水100ml中，搅拌均匀即可。

【使用方法】饭后半小时趁热内服，每日2次。

【注意事项】儿童应根据年龄、体重调整用药剂量；每次服用50ml左右。

2.小儿化湿汤加减方

【来源】《首批国家级名老中医效验秘方精选》

【组成】茯苓6g，泽泻6g，炒麦芽8g，苍术3g，陈皮3g，六一散3g，金银花6g。

【功效】健脾利湿。

【适应证】特应性皮炎局部有渗出倾向者。

【加减】局部糜烂、渗出严重者，加金银花6g、蒲公英3g；瘙痒明显者，加苦参3g、白鲜皮5g；皮损以潮红、红斑、丘疹为主者，加赤芍3g、牡丹皮2g。

【临床调配】取上药配方颗粒溶于沸水100ml中，搅拌均匀

即可。

【使用方法】饭后半小时趁热内服，每日2次。

【注意事项】须注意疗程，以免伤阴。

3.滋阴除湿汤加减方

【来源】《外科正宗》

【组成】川芎3g，当归3g，知母5g，白芍3g，泽泻3g，熟地黄5g，陈皮2g，贝母2g，地骨皮2g，甘草2g，生姜2g。

【功效】滋阴除湿，养血润燥。

【适应证】特应性皮炎皮肤干燥者。

【加减】皮肤肥厚者，加丹参3g、赤芍3g；便秘者，加生地黄5g；口渴者，加芦根5g、麦冬3g。

【临床调配】取上药配方颗粒溶于沸水100ml中，搅拌均匀即可。

【使用方法】饭后半小时趁热内服，每日2次。

【注意事项】有碍脾胃功能之弊。

（二）常用外用方

1.皮炎洗剂

【来源】经验方。

【组成】苦参20g，蛇床子15g，地肤子15g，千里光30g，黄柏10g，大黄10g，白矾10g。

【功效】清热利湿止痒。

【适应证】特应性皮炎局部糜烂、渗出者。

【临床调配】取上药配方颗粒溶于沸水1500ml中，搅拌均匀即成。

【使用方法】局部外洗或湿敷，每日2次，每次15分钟。

2.清热止痒洗剂

【来源】经验方。

【组成】马齿苋20g，黄柏20g，野菊花20g，苦参20g，地肤子20g，艾叶20g，白及20g。

【功效】清热解毒，收敛止痒。

【适应证】特应性皮炎渗出不多、糜烂、结痂者。

【临床调配】取上药配方颗粒溶于沸水2000ml中，搅拌均匀即成。

【使用方法】局部冷湿敷，每日2次，每次10分钟。

3.复方紫草油

【来源】《中西皮肤外用制剂手册》

【组成】紫草65g，金银花65g，白芷65g，冰片20g，精制玉米油1000g。

【功效】清热解毒，凉血止痛。

【适应证】特应性皮炎局部干燥、结痂者。

【临床调配】取金银花、白芷配方颗粒加精制玉米油浸泡，直火加热。先用武火将精制玉米油升温到120℃，再改用文火维持此温度，并不断搅拌，至白芷焦黄，80℃时加入用水湿润的紫草，浸泡2小时，趁热用真空乳化剂滤过，待冷至60℃加入冰片乙醇液，搅拌至室温即成。

【使用方法】局部涂搽，每日2次。

三、预防及调摄

（1）禁食鱼腥、牛羊肉及海味等食物。尽量避免抓搔和摩擦，不宜穿化纤衣物和羊毛衣裤。

（2）均应禁忌种牛痘，也应避免接触新种牛痘者和单纯疱疹患者。

（3）局部清洁时，不可烫洗或用肥皂洗涤。有结痂时，宜先用香油湿润，然后轻轻去痂。

淤积性皮炎

淤积性皮炎又称静脉曲张性湿疹。中医称之为"湿疮"。以小腿红斑和褐色色素沉着，丘疹、水疱、糜烂，反复难愈，后期出现皮肤干燥、脱屑及苔藓样变为临床特征。多发于中老年人。

一、诊断要点

（1）皮损好发于小腿。

（2）以中老年人为多，常伴下肢静脉曲张。

（3）初起为小腿下 1/3 轻度水肿，胫前及踝部红斑和褐色色素沉着，继而出现湿疹化皮疹，可有丘疹、水疱、糜烂、渗液和结痂，反复难愈，也可出现皮肤干燥、脱屑、皲裂、肥厚及苔藓样变等慢性湿疹改变，久之整个小腿皮肤增厚呈棕褐色，由于搔抓，远端可出现皮肤溃疡，经久不愈，个别患者可发展成鳞状细胞癌。

（4）自觉程度不同的瘙痒。

二、治疗

（一）常用内服方

1.萆薢渗湿汤加减方

【来源】《疡科心得集》

【组成】薏苡仁15g，茯苓15g，滑石15g，防风10g，牛膝10g，泽泻10g，萆薢10g，通草3g，车前草10g，牡丹皮6g。

【功效】清热利湿。

【适应证】淤积性皮炎局部有渗出倾向者。

【加减】瘙痒者，加苦参10g、白鲜皮15g；渗出明显者，加苍术5g、冬瓜皮15g；青筋隆起者，加川芎10g、红藤10g；局部潮红、肿胀者，加赤芍10g、紫草5g、蒲公英10g、金银花15g。

【临床调配】取上药配方颗粒溶于沸水200ml中，搅拌均匀即可。

【使用方法】饭后半小时趁热内服，每日2次。

【注意事项】脾胃虚寒症见腹胀、腹泻者慎用。

2.二妙丸加减方

【来源】《医学纲目》

【组成】赤茯苓15g，薏苡仁15g，黄柏15g，茵陈蒿6g，泽泻10g，车前草10g，苍术6g。

【功效】清热解毒，利湿通络。

【适应证】淤积性皮炎局部灼热、瘙痒者。

【加减】红肿热痛明显者，加野菊花10g、蒲公英10g、赤芍10g；青筋暴露者，加川芎10g、红藤10g、丝瓜络6g。

【临床调配】取上药配方颗粒溶于沸水200ml中，搅拌均匀即可。

【使用方法】饭后半小时趁热内服，每日2次。

【注意事项】本方苦寒，应中病即止。

（二）常用外用方

1.皮炎洗剂

【来源】经验方。

【组成】苦参20g，蛇床子15g，地肤子15g，千里光30g，黄柏10g，大黄10g，白矾10g。

【功效】清热利湿止痒。

【适应证】淤积性皮炎局部糜烂、渗出者。

【临床调配】取上药配方颗粒溶于沸水2000ml中，搅拌均匀即成。

【使用方法】局部外洗或湿敷，每日2次，每次15分钟。

2.复方黄柏地榆油膏

【来源】《中西皮肤外用制剂手册》

【组成】冰片10g，乙醇10g，青黛50g，黄柏100g，地榆100g，氧化锌220g，润肤油或马油抑菌液800g。

【功效】清热收敛，润肤止痒。

【适应证】淤积性皮炎局部瘙痒剧烈者。

【临床调配】取黄柏、地榆配方颗粒，加润肌油或马油抑菌液浸泡，文火熬至药物变黄，离火滤过取油，至60℃时依次加冰片乙醇液、青黛、氧化锌细粉，搅匀即得。

【使用方法】局部涂搽，每日2次。

三、预防及调摄

（1）避免长期站立、长期行走。

（2）忌用热水烫洗或用肥皂等刺激性物品洗涤。

荨麻疹

荨麻疹是一种常见的瘙痒性过敏性皮肤病。中医称之为"瘾疹""风疹块"等。以皮肤黏膜突然出现风团，发无定处，时隐时现，剧痒，消退后不留任何痕迹为临床特征。慢性者可反复发作，常达数月或数年之久。

一、诊断要点

1.急性荨麻疹

（1）常有进食某种食物如鱼、虾、海鲜或某种药物病史，或对寒冷敏感等。

（2）起病急，突然出现大小不等的风团，色淡红或苍白，数小时后迅速消退，但反复发生，此起彼落，发无定处。

（3）自觉瘙痒剧烈，部分患者可累及胃肠道引起黏膜水肿，出现腹痛、腹泻，累及喉头黏膜则发生气急、胸闷、呼吸困难，甚至窒息。

（4）血液常规检查显示嗜酸粒细胞升高。

2. 慢性荨麻疹

（1）自发性风团和/或血管水肿发作超过6周。

（2）大多数患者找不到病因，治疗比较困难。

3. 特殊类型荨麻疹

（1）皮肤划痕症：又称人工型荨麻疹，临床常见，往往在搔抓、轻划或打击皮肤后局部皮肤出现线状风团，即皮肤划痕征阳性。

（2）寒冷性荨麻疹：可分为家族性和获得性两种，前者较为罕见，属常染色体显性遗传，婴幼期发病，持续终身，于受冷后数小时出现泛发性风团，贴冰试验阴性；后者较为常见，可于任何年龄突然发病，遭受冷风或冷水刺激后，数分钟内局部出现瘙痒性水肿或红斑风团，保暖后缓解，贴冰试验阳性。

（3）胆碱能性荨麻疹：多在青年期发病，大多数在运动时或运动后不久发生，遇热（热水、热饮）或情绪激动亦可诱发，皮损特点为风团样小丘疹，1~3mm大小，周围有红晕，多发生于四肢近端及躯干，瘙痒，有些患者伴有消化道症状，如腹痛及腹泻。

（4）日光性荨麻疹：日光暴露部位发生风团，自觉瘙痒和针刺感，由中、长波紫外线过敏引起。

（5）血管性水肿：也叫巨大性荨麻疹，主要发生于组织疏松的部位，如眼睑、口唇及外生殖器等处，损害为突然发生的局限性肿胀，边缘不清，色苍白或淡红，表面光亮，不痒或仅有灼热感，若发生于喉头黏膜可引起喉头水肿，导致窒息死亡。

（6）压迫性荨麻疹：又称迟发性压迫性荨麻疹，表现为皮肤受压4~6小时内出现真皮及皮下组织弥漫性水肿，持续8~12小时消退。常累及行走、站立后的足底、久坐后的臀部、手提重物处或穿紧身衣等受压处多发，自觉瘙痒、紧绷、灼痛等，可出现流感样症状（如疲乏、畏寒、发热、头痛、关节痛等），慢性病程，常持续1~40年（平均9年），重物压迫试验阳性。

二、治疗

（一）常用内服方

1.麻黄桂枝各半汤加减方

【来源】《伤寒论》

【组成】桂枝5g，芍药6g，生姜3g，炙甘草3g，麻黄3g，大枣15g，杏仁6g。

【功效】疏风散寒。

【适应证】荨麻疹风团色白伴恶寒、发热者。

【加减】腹胀、腹泻者，加大腹皮10g、怀山药20g、白术6g；咽喉肿痛者，加牛蒡子10g、夏枯草15g、陈皮3g；关节疼痛者，加羌活6g、独活6g。

【临床调配】取上药配方颗粒溶于沸水200ml中，搅拌均匀即可。

【使用方法】饭后半小时趁热内服，每日2次。

【注意事项】麻黄剂量应小，以免发汗太过。

2.消风散加减方

【来源】《外科正宗》

【组成】生地黄15g，当归10g，胡麻仁15g，荆芥10g，防风10g，苦参10g，白鲜皮15g，牛蒡子10g，玄参10g，金银花15g，蝉衣5g，甘草3g。

【功效】疏风清热。

【适应证】荨麻疹风团色红者。

【加减】便秘者，加生大黄6g；小便短赤者，加灯心草3g、赤小豆15g、车前子10g。

【临床调配】取上药配方颗粒溶于沸水200ml中，搅拌均匀即可。

【使用方法】饭后半小时趁热内服，每日2次。

【注意事项】动物异体蛋白过敏者慎用蝉衣。

3.八珍汤加减方

【来源】《正体类要》

【组成】茯苓15g，当归15g，熟地黄15g，人参6g，白术5g，川芎10g，白芍5g，甘草3g。

【功效】调补气血。

【适应证】荨麻疹体质虚弱者。

【加减】瘙痒剧烈者，加苦参10g、白鲜皮15g；腹胀、便溏者，加怀山药20g、白扁豆10g。

【临床调配】取上药配方颗粒溶于沸水200ml中，搅拌均匀即可。

【使用方法】饭后半小时趁热内服，每日2次。

【注意事项】应适量加入祛风清热药，以防内外合邪。

（二）常用外用方

荨麻疹洗剂

【来源】经验方。

【组成】马齿苋20g，威灵仙20g，苦参20g，白鲜皮20g，冬瓜皮20g，地肤子20g，枯矾20g。

【功效】清热祛风止痒。

【适应证】荨麻疹。

【临床调配】取上药配方颗粒溶于沸水2000ml中，搅拌均匀即成。

【使用方法】熏洗患处，每日2次，每次15钟。

三、预防及调摄

（1）积极寻找和去除病因及可能的诱因。

（2）饮食适度，忌食腥辣发物，避免摄入可疑致敏食物、药物等。

（3）注意气候变化时，冷暖适宜，加强体育锻炼，增强体质，保持良好心态。

（4）清除体内慢性病灶及肠道寄生虫，调节内分泌功能。

丘疹性荨麻疹

丘疹性荨麻疹又称急性单纯性痒疹，是一种儿童及青少年常见的过敏性疾病。中医称之为"水疥""土风疮"等。以红色风团样丘疹性损害，伴瘙痒为临床特征。

一、诊断要点

（1）春、夏、秋季发病较多，好发于腰、腹及下肢等处。

（2）起病突然，皮损多为花生仁大小风团，中心可有水疱或丘疱疹，甚至可形成大疱，成批出现，对称分布。

（3）自觉剧烈瘙痒，抓破后可继发感染。

（4）一般3~7日后皮损可自然消退，留有暂时性色素沉着。

二、治疗

（一）常用内服方

1.银翘散加减方

【来源】《温病条辨》

【组成】连翘10g，金银花10g，苦桔梗3g，竹叶3g，荆芥穗5g，淡豆豉3g，牛蒡子8g，生甘草3g，薄荷3g。

【功效】疏风清热。

【适应证】丘疹性荨麻疹皮损发生在人体上部者。

【加减】瘙痒剧烈者，加苦参5g、白鲜皮8g；腹胀、便溏者，加大腹皮6g、怀山药10g。

【临床调配】取上药配方颗粒溶于沸水100~200ml中，搅拌均匀即可。

【使用方法】饭后半小时趁热内服，每日2次。

【注意事项】应根据患儿年龄、体重调整剂量。

2.龙胆泻肝汤加减方

【来源】《医宗金鉴》

【组成】龙胆草3g，柴胡3g，黄芩5g，山栀子5g，当归5g，车前子5g，泽泻5g，生地黄5g，生甘草3g。

【功效】清热利湿。

【适应证】丘疹性荨麻疹皮损发生在人体下部者。

【加减】出现水疱、丘疱疹者，加苍术3g、冬瓜皮10g；继发感染者，加野菊花6g、蒲公英6g。

【临床调配】取上药配方颗粒溶于沸水200ml中，搅拌均匀即可。

【使用方法】饭后半小时趁热内服，每日2次。

【注意事项】须给予足疗程的治疗，以防复发；应根据患儿年龄、体重调整剂量。

（二）常用外用方

丘疹荨麻疹洗剂

【来源】经验方。

【组成】千里光20g，苦参20g，苍术20g，黄柏20g，艾叶10g，枯矾20g。

【功效】清热收敛止痒。

【适应证】丘疹性荨麻疹。

【临床调配】取上药配方颗粒溶于1000ml沸水中，搅拌均匀即成。

【使用方法】局部湿敷，每日2次，每次10分钟。

三、预防及调摄

（1）注意个人卫生，勤洗澡，勤换衣。消灭臭虫、虱、蚤、螨等昆虫。

（2）卧具保持干燥、清洁，垫单等物品应常洗常晒。

（3）防止食物过敏，注意调整消化道功能等。

痒 疹

痒疹是一组急性或慢性炎症性皮肤病的总称。临床分为小儿痒疹和成人痒疹，小儿痒疹又称Hebra痒疹，成人痒疹又称寻常性痒疹、单纯性痒疹。中医称之为"顽湿聚结""粟疮"等。以小风团样斑丘疹、小丘疱疹皮损，自觉剧烈瘙痒为特征。

一、诊断要点

1.小儿痒疹（Hebra痒疹）

（1）本病多发于1~3岁幼儿，好发于四肢伸侧，尤以下肢为甚，重者可遍及全身，但很少累及腘窝及掌跖，腹股沟淋巴结常肿大。

（2）皮损初发为风团或风团样小丘疹、丘疱疹或扁平斑丘疹，继为圆形粟粒或绿豆大小丘疹，质较硬，称为痒疹小结节，搔抓日久可形成苔藓样改变，表面有血痂、抓痕和湿疹样改变，留有黄褐色色素沉着。

（3）自觉剧痒，可伴失眠、消瘦和营养不良。

（4）病程缓慢，至青春期可自行缓解、痊愈。

2.成人痒疹（寻常性痒疹或单纯性痒疹）

（1）多见于成人，女性较多，好发于躯干和四肢伸侧。

（2）以坚实丘疹为主，间有小水疱或结痂，分批、散在出现，反复发作，搔抓后有皮肤抓痕、血痂、苔藓样改变和色素沉着。

（3）自觉剧烈瘙痒，可伴淋巴结肿大。

（4）病程倾向慢性。

二、治疗

（一）常用内服方

消风散加减方

【来源】《外科正宗》

【组成】生地黄15g，当归10g，胡麻仁15g，荆芥10g，防风10g，苦参10g，白鲜皮15g，牛蒡子10g，玄参10g，金银花15g，蝉衣5g，甘草3g。

【功效】祛风除湿清热。

【适应证】痒疹。

【加减】夜寐难安者，加酸枣仁15g、远志6g、夜交藤10g；结节色暗、坚硬者，加珍珠母20g、磁石20g。

【临床调配】取上药配方颗粒溶于沸水200ml中，搅拌均匀即可。

【使用方法】饭后半小时趁热内服，每日2次。

【注意事项】动物异体蛋白过敏者慎用蝉衣；儿童患者应根据年龄、体重调整剂量。

（二）常用外用方

1.痒疹洗剂

【来源】经验方。

【组成】苦参20g，蛇床子20g，千里光20g，白鲜皮20g，地骨皮20g，条芩20g，土黄柏20g，枯矾30g。

【功效】收敛止痒。

【适应证】痒疹局部有渗出者。

【临床调配】取上药配方颗粒溶于沸水2000ml中，搅拌均匀即成。

【使用方法】局部湿敷或外洗，每日2次，每次15分钟。

2. 10%百部酊

【来源】《实用中医外科学》

【组成】百部50g，50度以上白酒500ml。

【功效】杀虫止痒。

【适应证】痒疹局部皮肤肥厚、瘙痒剧烈者。

【临床调配】取百部配方颗粒50g，溶入50度以上白酒中即成。

【使用方法】局部外涂，每日3次。

三、预防及调摄

（1）避免蚊虫叮咬、日晒，讲究个人卫生。

（2）避免热水烫洗，尽量避免搔抓。

（3）注意劳逸结合，精神轻松、愉快。

口周皮炎

口周皮炎是指发生于口周的一种慢性炎症性皮肤病，由Frumess在1957年首先描述，称为光感性皮脂溢出疹。中医文献无相关病症的记载。以对称分布的丘疹、丘疱疹、脓疱、红斑、鳞屑等，伴有轻度瘙痒及烧灼感为特征。好发于育龄妇女，偶见于男性和儿童。

一、诊断要点

（1）皮疹表现为红斑、丘疹、丘疱疹、脓疱、脱屑等。

（2）好发于口周，对称分布，有典型的皮损圈。

（3）进食、饮酒，或寒冷刺激、日光曝晒后皮疹加重。

（4）自觉瘙痒或灼热感。

（5）多发于23~35岁青壮年女性。

（6）皮肤病理显示湿疹样改变。

二、治疗

（一）常用内服方

1.凉血五花汤加减方

【来源】《赵炳南临床经验集》

【组成】升麻3g，红花3g，大黄3g，鸡冠花5g，凌霄花5g，玫瑰花5g，栀子10g，黄芩10g，青蒿6g，野菊花10g，生地黄15g。

【功效】清脾宣肺，凉血止痒。

【适应证】口周皮炎皮疹色红者。

【加减】瘙痒明显者，加苦参10g、白鲜皮15g；便秘者，加生大黄6g；小便短赤者，加赤小豆15g、车前子10g。

【临床调配】取上药配方颗粒溶于沸水200ml中，搅拌均匀即可。

【使用方法】饭后半小时趁热内服，每日2次。

【注意事项】本方寒凉，应固护脾胃。

2.泻黄散加减方

【来源】《小儿药证直诀》

【组成】生地黄15g，蒲公英10g，防风10g，黄芩10g，玄参10g，山栀仁10g，藿香叶3g，甘草3g，佩兰3g，升麻3g。

【功效】清脾泻火，化湿清热。

【适应证】口周皮炎局部油腻者。

【加减】咽喉肿痛者，加牛蒡子10g、夏枯草15g；口苦、咽干者，加茵陈蒿6g、柴胡6g、石斛6g。

【临床调配】取上药配方颗粒溶于沸水200ml中，搅拌均匀即可。

【使用方法】饭后半小时趁热内服，每日2次。

【注意事项】本方苦寒，应中病即止。

（二）常用外用方

1.马齿苋洗剂

【来源】经验方。

【组成】马齿苋30g，黄柏20g，苦参20g。

【功效】清热解毒，收敛止痒。

【适应证】口周皮炎局部有丘疹、丘疱疹、水疱，伴糜烂、渗出者。

【临床调配】取上药溶于沸水1000ml中，搅拌均匀即成。

【使用方法】局部湿敷，每日2次，每次15分钟。

2.颠倒散

【来源】《简明中医皮肤病学》

【组成】大黄120g，硫黄120g。

【功效】破瘀活血，脱脂除垢。

【适应证】口周皮炎局部油腻者。

【临床调配】取上药配方颗粒研细末，调匀即成。

【使用方法】取上药适量，凉开水调成糊状，外敷患处，每日1次；或配成30%的洗剂外涂，每日3次。

【注意事项】大黄、硫黄对皮肤具有不同程度的刺激，外用后如出现灼热、潮红、瘙痒，应马上停药处理。

三、预防及调摄

（1）不宜使用皮质类固醇类外用制剂。

（2）避免使用含氟牙膏及其他化妆品等。

瘙痒症

瘙痒是许多皮肤病共有的一种自觉症状，临床上将只有皮肤瘙痒而无原发损害者称之为瘙痒症。中医称之为"痒风"。一般分为局限性和全身性两型。

一、诊断要点

（1）老年人冬季好发。全身性泛发者，最初仅局限于一处，逐渐扩展至身体大部或全身；局限性者，发于身体的某一部位，多见于肛门、阴囊及女性外阴等处。

（2）无原发性皮损，因经常搔抓致皮肤出现抓痕、血痂、色素沉着及苔藓样变、湿疹化。

（3）阵发性剧烈瘙痒，瘙痒发作常有定时，亦可有虫爬及蚁行感，程度因人而异，感情冲动、温度变化及衣服摩擦等刺激都可引起瘙痒发作或加重。

（4）临床根据发病部位、季节、年龄及诱发因素等，可分为全身性瘙痒症如老年瘙痒症、冬季瘙痒症及夏季瘙痒症等，局限性瘙痒症如肛门瘙痒症、女性外阴瘙痒症及阴囊瘙痒症等，若继发于全身性疾病如糖尿病、肝胆病及妊娠等则称为症状性瘙痒症。

（5）宜做全面的体格及实验室检查，以排除内脏疾病及恶性肿瘤。

二、治疗

（一）常用内服方

1.止痒息风汤加减方
【来源】经验方。

【组成】丹参10g，煅龙骨20g，牡蛎20g，生地黄15g，白蒺藜10g，玄参10g，当归10g，甘草3g。

【功效】凉血清热，消风止痒。

【适应证】瘙痒症局部皮肤灼热者。

【加减】瘙痒剧烈者，加苦参10g、白鲜皮15g；便秘者，加生大黄3g；小便短赤者，加赤小豆15g、车前子10g。

【临床调配】取上药配方颗粒溶于沸水200ml中，搅拌均匀即可。

【使用方法】饭后半小时趁热内服，每日2次。

【注意事项】须加用凉血解毒药增加疗效。

2养血润肤饮加减方

【来源】《外科证治全书》

【组成】当归15g，熟地黄15g，花粉15g，生地黄15g，黄芪15g，麦冬15g，黄芩10g，桃仁6g，红花3g。

【功效】养血消风，润燥止痒。

【适应证】瘙痒症皮肤干燥者。

【加减】脾胃虚弱，症见腹胀、便溏者，加怀山药20g、大腹皮15g；少气懒言者，加白术6g、黄芪20g。

【临床调配】取上药配方颗粒溶于沸水200ml中，搅拌均匀即可。

【使用方法】饭后半小时趁热内服，每日2次。

【注意事项】须配合补气、行气药才能获得较好疗效。

3.活血祛风汤加减方

【来源】《朱仁康临床经验集》

【组成】当归10g，白蒺藜10g，赤芍10g，荆芥10g，丹参10g，桃仁6g，苍术6g，红花3g，僵蚕3g，三棱3g，甘草3g。

【功效】活血化瘀，祛风止痒。

【适应证】瘙痒症局部皮肤肥厚者。

【加减】睡眠欠佳者，加酸枣仁15g、远志6g；食欲不振者，加白术6g、党参6g、怀山药20g。

【临床调配】取上药配方颗粒溶于沸水200ml中，搅拌均匀即可。

【使用方法】饭后半小时趁热内服，每日2次。

【注意事项】对动物异体蛋白过敏者慎用僵蚕。

4.地黄饮子加减方

【来源】《圣济总录》

【组成】熟地黄12g，巴戟天10g，山茱萸10g，远志6g，麦冬10g，五味子6g，石斛6g，肉苁蓉10g，生姜3g，薄荷3g。

【功效】滋养肝肾。

【适应证】瘙痒局部皮肤干燥伴腰膝酸软者。

【加减】口干、口渴者，加铁皮石斛3g；腰膝酸软者，加枸杞子15g、菟丝子15g；瘙痒剧烈者，加苦参10g、白鲜皮15g。

【临床调配】取上药配方颗粒溶于沸水200ml中，搅拌均匀即可。

【使用方法】饭后半小时趁热内服，每日2次。

【注意事项】脾虚腹泻者慎用。

（二）常用外用方

润肌膏

【来源】《外科正宗》

【组成】当归15g，紫草3g，麻油120ml。

【功效】润肌肤。

【适应证】皮肤干燥、瘙痒者。

【临床调配】取上药配方颗粒与麻油120ml同熬，药枯滤清再熬，加黄蜡15g化尽，倾入碗内即成。

【使用方法】局部外涂，每日2次。

三、预防及调摄

（1）祛除病因，忌食辛辣刺激性食物如酒、浓茶、咖啡等。

（2）避免各种外界刺激如搔抓，热水、肥皂水烫洗。

（3）生活要规律化，加强营养，保证充足睡眠。

慢性单纯性苔藓

慢性单纯性苔藓又名神经性皮炎，是一种常见的慢性炎症性皮肤病。中医称之为"牛皮癣"。以皮肤阵发性剧烈瘙痒，局限性苔藓样变为特征。

一、诊断要点

（1）青壮年多发，好发于颈、项、四肢伸侧及骶尾等处。

（2）初为局部间歇性瘙痒而无明显皮损，经反复搔抓或摩擦后出现粟粒至绿豆大圆形或多角形扁平丘疹，密集或散在，呈正常皮色或淡褐色，表面光滑，或有少量秕状鳞屑，丘疹渐增多，扩大并融合成片，皮纹加深，呈苔藓样变，边缘清楚，常伴见抓痕、血痂或继发感染。

（3）自觉阵发性剧痒，夜间尤甚，情绪波动、局部刺激、饮酒及食辛辣刺激性食物等常可使病情加重或诱发本病。

（4）病程慢性，反复发作。可分为局限性和泛发性两型。

（5）组织病理显示表皮角化过度，棘层肥厚，表皮突延长，真皮部毛细血管增生，周围淋巴细胞浸润，可见真皮纤维母细胞增生。

二、治疗

（一）常用内服方

1.皮癣汤加减方

【来源】《朱仁康临床经验集》

【组成】生地黄15g，当归15g，赤芍10g，黄芩10g，苦参10g，地肤子6g，白鲜皮15g，甘草3g。

【功效】凉血清热，祛风止痒。

【适应证】慢性单纯性苔藓局部皮肤灼热者。

【加减】睡眠欠佳者，加酸枣仁15g、远志6g；急躁易怒者，加龙胆草6g。

【临床调配】取上药配方颗粒溶于沸水200ml中，搅拌均匀即可。

【使用方法】饭后半小时趁热内服，每日2次。

【注意事项】须配合外用药物，内外并治才能收到良效。

2.当归饮子加减方

【来源】《重订严氏济生方》

【组成】当归15g，熟地15g，白芍10g，川芎10g，何首乌10g，黄芪10g，荆芥10g，防风10g，白蒺藜10g，甘草3g。

【功效】养血润肤，息风止痒。

【适应证】慢性单纯性苔藓局部皮肤干燥者。

【加减】便秘者，加火麻仁15g；失眠多梦者，加酸枣仁15g、柏子仁6g。

【临床调配】取上药配方颗粒溶于沸水200ml中，搅拌均匀即可。

【使用方法】饭后半小时趁热内服，每日2次。

【注意事项】何首乌有肝肾损害，用药时间较长者应定期复查肝肾功能。

（二）常用外用方

1.黑油膏

【来源】《中医皮肤病学简编》

【组成】龙骨9g，五倍子18g，轻粉6g，枯矾9g，生石膏18g，寒水石18g，蛤壳粉18g，冰片1g，薄荷脑9g。

【功效】软坚止痒。

【适应证】慢性单纯性苔藓局部皮肤肥厚者。

【临床调配】取上药配方颗粒研细末，加凡士林220g，搅拌均匀即成。

【使用方法】局部外涂，每日2次。

2. 复方苦参酊

【来源】《新编医院制剂技术》

【组成】苦参80g，狼毒40g，百部40g，白鲜皮40g，黄柏40g，大黄40g，蛇床子40g，地肤子40g，射干40g，花椒20g，冰片10g，乙醇适量。

【功效】清热利湿，祛风杀虫，止痒生新。

【适应证】慢性单纯性苔藓瘙痒剧烈者。

【临床调配】取上药配方颗粒加入75%乙醇适量，浸泡1周，再加入冰片溶化，过滤去渣，加75%乙醇至1000ml即成。

【使用方法】局部涂搽，每日2次。

三、预防及调摄

（1）解除思想负担，生活规律，劳逸结合。

（2）避免饮饮酒、喝浓茶及食辛辣刺激性食物。

（3）避免搔抓、摩擦及热水烫洗。

多形红斑

多形性红斑又称多形渗出性红斑，是一种病因较复杂的自限性炎症性皮肤病。中医称之为"雁疮""猫眼疮"等。以多形性皮疹，如红斑、丘疹、水疱、大疱、紫癜，尤其是靶形或虹膜样红斑为临床特征。多见青年女性，春、秋季节发病较多。

一、诊断要点

1. 临床上根据皮损特点分为以下3型。

（1）红斑-丘疹型：以红斑、丘疹为主，为水肿性鲜红斑，中心可呈紫红虹膜状或靶形，有时中央可出现水疱或小血疱，皮损多为对称分布，好发于四肢末端，黏膜受累轻或不受累，自觉瘙痒或灼热，有时有关节疼痛。病程2~4周，皮疹消退留有色素沉着，可反复发作。

（2）水疱-大疱型：在红斑基础上出现水疱或大疱，水疱溃破形成糜烂面或浅溃疡，口腔及生殖器等处黏膜常受累，可伴全身症状、关节痛、蛋白尿或血尿、血沉增快、白细胞总数及嗜酸性粒细胞增多。

（3）重症型（又称皮肤-黏膜-眼综合征或Stevens-Johnson综合征或重症大疱性红斑）：发病急剧，有前驱症状，如头痛、发热、畏寒、关节痛、咽病及全身不适。皮损为水肿性红斑，迅速出现水疱或大疱，泛发全身，尼氏征阴性，黏膜损害出现早且广泛，可累眼、鼻、口腔、肛门、尿道、呼吸道及消化道等处，可出现水疱溃烂，甚至坏死。实验室检查见血沉增快、白细胞增多、蛋白尿、血尿及尿素氮升高。

2．组织病理：主要表现为皮下水疱，基底细胞液化变性，表皮有明显变性和坏死，真皮上部水肿，血管周围以淋巴细胞浸润为主。

二、治疗

（一）常用内服方

1.桂枝汤加减方

【来源】《伤寒论》

【组成】当归15g，大枣15g，赤芍10g，桂枝6，通草6g，细辛3g，甘草3g。

【功效】和营祛寒。

【适应证】多形红斑轻症者。

【加减】局部瘙痒明显者，加苦参10g、白鲜皮15g；皮疹色红者，加牡丹皮6g、金银花15g。

【临床调配】取上药配方颗粒溶于沸水200ml中，搅拌均匀即可。

【使用方法】饭后半小时趁热内服，每日2次。

【注意事项】关注病情变化，及时加减用药。

2.犀角地黄汤加减方

【来源】《小品方》

【组成】水牛角30g，连翘15g，板蓝根15g，黄芩10g，玄参10g，牛蒡子10g，桔梗6g，牡丹皮6g，陈皮3g，柴胡6g，马勃6g，甘草3g，薄荷3g，升麻3g，黄连3g。

【功效】清热凉血，利湿解毒。

【适应证】多形红斑重症者。

【加减】渗出明显者，加苍术6g、车前子10g；皮疹红艳者，加凌霄花5g、紫草5g；咽喉肿痛者，加牛蒡子10g、夏枯草15g；便秘者，加生大黄3g；小便短赤者，加赤小豆15g、车前子10g。

【临床调配】取上药配方颗粒溶于沸水200ml中，搅拌均匀即可。

【使用方法】饭后半小时趁热内服，每日2次。

【注意事项】须配合西药进行综合治疗。

（二）常用外用方

1. 多形红斑洗剂

【来源】经验方。

【组成】马齿苋30g，黄柏20g，苦参20g，明矾30g。

【功效】清热解毒，收敛止痒。

【适应证】多形红斑局部糜烂、渗出者。

【临床调配】取上药配方颗粒溶于沸水1000ml中，搅拌均匀即成。

【使用方法】局部冷湿敷，每日2次，每次15分钟。

2. 紫草油

【来源】《疮疡大全》。

【组成】紫草250g，冰片3g，香油1000ml。

【功效】清热解毒，化腐生肌。

【适应证】多形红斑糜烂者。

【临床调配】取上药配方颗粒与香油同熬，药枯滤清即成。

【使用方法】局部外涂，每日3次。

三、预防及调摄

（1）风寒证宜注意保暖，避免寒冷刺激。

（2）注意对重症患者的皮肤护理和口腔、眼部的黏膜护理。

（3）忌食生姜、大蒜、韭菜及鱼、虾、蟹、酒类发物。

银屑病

银屑病是一种慢性易于复发的免疫炎症性疾病。中医称之为"白疕""干癣"等。以红斑、丘疹、银白色鳞屑为主要特征。有明显季节性，冬季发病或加剧，夏季自行痊愈或减轻。多见于青壮年。根据临床表现一般分为4型，即寻常型、脓疱型、关节病型和红皮病型。

一、诊断要点

1.寻常型银屑病

（1）临床特点：①本型多见于青壮年，男性略多于女性，皮损以头皮、躯干及四肢伸侧、尾骶部为主，口腔、龟头黏膜损害较轻。②典型皮损为境界清楚，形态、大小不一的红斑，稍有浸润增厚，红斑表面覆盖银白色层积性鳞屑，轻轻刮去鳞屑可见一层淡红半透明薄膜，称薄膜现象，刮除薄膜后可见小出血点，称为点状出血现象（即 Auspitz 征），进行期外伤或针刺针孔处常可出现新皮损，称为同形现象（Koebner 现象）。③头皮皮损鳞屑较厚，毛发呈束状，但不脱发，指甲甲板出现点状凹陷似顶针样，变形，肥厚，失去光泽，皮肤皱褶部位易形成浸渍皲裂。④病程慢性，有一定季节性，冬重夏轻，可反复发作。

（2）病程：一般分3期。①进行期：不断出现新皮损，且原有皮损逐渐扩大，伴有同形反应，瘙痒明显。②静止期：皮损稳定，经久不消，无新发疹。③退行期（恢复期）：皮损减少、变平，逐渐消退，留有色素减退斑。

（3）组织病理：主要为显著角化不全，可见Munro脓肿，颗粒层变薄或消失，棘层增厚，表皮突延长，深入真皮，真皮乳头呈杵状向表皮内上伸，真皮浅层血管周围淋巴细胞浸润。

2.脓疱型银屑病

（1）泛发性脓疱型银屑病：①本型多见于青壮年，皮损特点是在寻常型皮肤损害的基础上出现群集性浅表的无菌性脓疱，脓疱如粟粒，可融合成脓湖。②皮疹可泛发躯干及四肢，口腔黏膜亦可受累，常见沟纹舌。③可伴高热、关节肿痛等全身症状。④病情好转后可出现典型银屑病皮损，病程可达数月或更久，常易复发，可伴发肝肾损害，预后较差。⑤实验室检查显示白细胞升高，血沉增快，可有低蛋白血症及低钙血症。

（2）掌跖脓疱型银屑病（又称局限性脓疱型银屑病）：①皮疹为红斑基础上出现多数粟粒大小脓疱，1~2周后自行干涸，形成黄色屑痂或小鳞屑，以后又在鳞屑下出现小脓疱，反复发生，逐渐向周围扩展。②皮损好发于掌跖部。③患者一般情况良好，但病情顽固。

（3）组织病理：表皮内海绵状脓疱，疱内多数中性粒细胞，脓疱多位于棘细胞上层，真皮浅层血管扩张，周围有淋巴细胞和组织细胞及少量中性粒细胞浸润。

3.关节病型银屑病（又名银屑病关节炎）

（1）本型男性多于女性，为一种既有银屑病样皮损，又有关节炎症状的类型。关节损害多先侵犯远端指（趾）间关节（多从足趾开始），常不对称，关节红肿疼痛、变形及功能障碍。

（2）常与寻常型银屑病或脓疱型银屑病同时发生，病程迁延，关节炎症状随银屑病皮损的轻重而变化。

（3）实验室检查显示类风湿因子阴性，血沉增快，X线检查见类似类风湿关节炎的骨关节破坏。

4.红皮病型银屑病（又名银屑病性红皮病或银屑病性剥脱性皮炎）

（1）多见于成年人，多因寻常型银屑病活动期治疗不当，在急性感染或脓疱型银屑病消退过程中转为本型。

（2）全身皮肤呈弥漫性潮红、肿胀、浸润和大量脱屑，可见片状正常"皮岛"，此为本病特征之一。

（3）伴发热、畏寒、头痛及关节痛等不适，表浅淋巴结肿大，外周血白细胞可升高。

二、治疗

（一）常用内服方

1.犀角地黄汤加减方

【来源】《小品方》

【组成】水牛角30g，石膏20g，胡麻仁15g，生地黄15g，当归15g，荆芥10g，防风10g，牛蒡子10g，知母15g，牡丹皮6g，甘草3g，蝉衣3g。

【功效】疏风清热，凉血化斑。

【适应证】寻常型银屑病进行期。

【加减】咽喉肿痛者，加金银花15g、桔梗6g、玄参10g；便秘者，加生大黄3g。

【临床调配】取上药配方颗粒溶于沸水200ml中，搅拌均匀即可。

【使用方法】饭后半小时趁热内服，每日2次。

【注意事项】本方加清热解毒药物土茯苓可提高疗效。

2.桂枝汤加减方

【来源】《伤寒论》

【组成】桂枝6g，芍药10g，大枣15g，生姜3g，甘草5g。

【功效】疏风散寒，调营活络。

【适应证】关节型银屑病。

【加减】疼痛剧烈者，加羌活6g、独活6g、延胡索15g；关节红肿者，加秦艽6g、桑寄生10g、威灵仙6g、忍冬藤15g；关节僵硬者，加红藤15g、乳香6g、没药6g。

【临床调配】取上药配方颗粒溶于沸水200ml中，搅拌均匀即可。

【使用方法】饭后半小时趁热内服，每日2次。

【注意事项】本方与雷公藤制剂联合应用疗效更佳，但应注意其不良反应。

3.黄连解毒汤加减方

【来源】《外台秘要》。

【组成】金银花15g，蒲公英10g，野菊花10g，黄芩10g，黄柏15g，栀子10g，紫花地丁10g，紫背天葵10g，黄连3g，赤芍10g，牡丹皮5g。

【功效】清热解毒凉血。

【适应证】脓疱型银屑病。

【加减】咽喉肿痛者，加牛蒡子10g、玄参10g；便秘者，加生大黄3g。

【临床调配】取上药配方颗粒溶于沸水200ml中，搅拌均匀即可。

【使用方法】饭后半小时趁热内服，每日2次。

【注意事项】本方为大苦大寒之剂，应中病即止。

（三）常用外用方

1.银屑病洗剂

【来源】经验方。

【组成】侧柏叶30g，褚桃叶30g，艾叶20g，地肤子30g，千里光 30g，黄柏 30g，地骨皮 20g，白鲜皮 30g，苦参 20g，马齿苋 30g。

【功效】清热解毒止痒。

【适应证】寻常型银屑病。

【临床调配】取上药配方颗粒溶于沸水 5000ml 中，搅拌均匀即成。

【使用方法】局部洗浴，每日 1 次，每次 15 分钟。

2.紫草油

【来源】《疮疡大全》

【组成】紫草 250g，冰片 3g，香油 1000ml。

【功效】清热解毒。

【适应证】寻常型银屑病，红皮病型银屑病。

【临床调配】取上药配方颗粒与香油同熬，药枯滤清即成。

【使用方法】局部外涂，每日 3 次。

三、预防及调摄

（1）少食脂肪和肉类，忌食辛辣及酒类，多食新鲜蔬菜、水果，保持心情舒畅，增强体质，预防感冒及精神刺激。

（2）服用甲氨蝶呤及雷公藤多苷片等药物时应每周复查血常规及定期检查肝肾功能。

（3）外用药物从温和无刺激性药物开始，浓度由低到高，避免长期大面积外用强效皮质类固醇激素。

单纯糠疹

单纯糠疹又称白色糠疹，是一种原因不明的好发于儿童和青少年面部的浅表性干燥鳞屑性色素减退斑。中医称之为"吹花癣""桃花癣""虫斑"等。多发于春季。

一、诊断要点

（1）好发于少年儿童面部，可见于颈部、躯干，冬、春季多见。

（2）皮疹为圆形或椭圆形淡色斑，边缘较清晰，表面干燥，上附少量细小灰白色糠状鳞屑，常多发，直径为1~4cm，皮疹数月后常可自行消退，亦可持续1年以上。

（3）多无自觉症状，或有轻度瘙痒。

二、治疗

（一）常用内服方

消风散加减方

【来源】《外科正宗》

【组成】生地黄6g，当归5g，胡麻仁5g，知母5g，荆芥5g，防风5g，牛蒡子5g，蝉衣3g，甘草3g。

【功效】疏风清热。

【适应证】单纯糠疹病程较长，皮损泛发者。

【加减】皮肤瘙痒者，加白鲜皮5g、苦参3g；食欲欠佳者，加怀山药10g、白术5g；肠道寄生虫者，加使君子5g、大腹皮8g。

【临床调配】取上药配方颗粒溶于沸水200ml中，搅拌均匀即可。

【使用方法】饭后半小时趁热内服，每日2次。

【注意事项】根据年龄、体重调整药物用量；注意引经药的使用，如桑白皮、白鲜皮、金银花、杭菊花等。

（二）常用外用方

1. 大风子油

【来源】《简明中医皮肤病学》

【组成】大风子油2000g，硼酸100g，冰片10g，麝香0.1g。

【功效】祛风除湿，润肤止痒。

【适应证】单纯糠疹。

【临床调配】冰片、硼酸分别研成细粉，大风子油加热，滤过，冷却至适当温度，再加入其他3味药物，搅匀即得。

【使用方法】局部外涂，每日3次。

2. 黄连膏

【来源】经验方。

【组成】黄连10g，黄柏10g。

【功效】清热解毒。

【适应证】单纯糠疹局部潮红者。

【临床调配】取上药配方颗粒研细末，加入适量基质调匀即成。

【使用方法】局部外涂，每日2次。

三、预防及调摄

（1）有肠道寄生虫者，及时驱虫治疗。

（2）注意加强小儿营养，增强体质。

（3）注意卫生，减少或防止微生物感染。

玫瑰糠疹

玫瑰糠疹是一种常见的具有自限性的炎症性皮肤病。中医称之为"风热疮"。以好发于躯干，皮损为长轴与皮纹一致的圆形、椭圆形或环形玫瑰色鳞屑斑为临床特征。好发于躯干及四肢近端，多发于青壮年。一年四季皆可发病，但以春、秋季较多见。

一、诊断要点

（1）多见于青壮年，皮损泛发，以躯干及四肢近心端分布为特征，颜面受累少见。

（2）50％~90％的患者在躯干或四肢某部首先出现1个玫瑰色较大（直径2~5cm）的圆形或椭圆形斑，境界清楚，上有糠秕状鳞屑，称母斑或前驱斑，1~2周后在躯干部出现多个蚕豆大小椭圆形淡红斑，中心略呈黄褐色，边缘呈领圈样薄屑，皮损长轴与皮纹走行一致，称子斑或继发斑。

（3）皮疹无自觉症状或有不同程度瘙痒，多无全身症状，少数患者可有咽痛、肌肉酸痛、低热等感冒表现。

（4）病程自限，一般4~8周自愈，很少复发，预后良好。

（5）特殊类型：仅有母斑而无子斑者，为顿挫型；若典型皮损中出现多发性小水疱、脓疱或紫癜等多形性损害，称为炎症性玫瑰糠疹。

二、治疗

（一）常用内服方

1. 银翘散加减方

【来源】《温病条辨》

【组成】金银花15g，连翘15g，桔梗6g，牛蒡子10g，玄参10g，竹叶5g，荆芥10g，豆豉10g，薄荷3g，芦根15g，甘草3g。

【功效】疏风清热解毒。

【适应证】玫瑰糠疹皮损初发者。

【加减】咽痛者，加射干6g、板蓝根15g；咳嗽者，加杏仁3g、贝母3g；瘙痒者，加苦参10g、白鲜皮15g。

【临床调配】取上药配方颗粒溶于沸水200ml中，搅拌均匀即可。

【使用方法】饭后半小时趁热内服，每日3次。

【注意事项】根据体质、病情加用引经药如白鲜皮、茯苓皮、桑白皮、陈皮等。

2.凉血消风散加减方

【来源】《朱仁康临床经验集》

【组成】生地黄15g，当归15g，胡麻仁15g，赤芍10g，牡丹皮3g，荆芥10g，防风10g，牛蒡子10g，知母10g，蝉衣3g，甘草3g。

【功效】清热凉血。

【适应证】玫瑰糠疹局部灼热者。

【加减】皮肤瘙痒者，加白鲜皮15g、苦参10g；皮损色红者，加凌霄花3g、紫草5g；夜寐难安者，加酸枣仁16g、远志6g；纳差者，加怀山药30g、白扁豆10g。

【临床调配】取上药配方颗粒溶于沸水200ml中，搅拌均匀即可。

【使用方法】饭后半小时趁热内服，每日3次。

【注意事项】该方苦寒，易伤肠胃，应中病即止。

3.养血润肤饮加减方

【来源】《外科证治全书》

【组成】生地黄15g，花粉15g，当归15g，熟地15g，皂角刺

10g，天冬10g，麦冬10g，黄芪10g，黄芩10g，桃仁6g，红花3g，升麻3g。

【功效】养血润燥，消风止痒。

【适应证】玫瑰糠疹干燥、鳞屑较多者。

【加减】夜寐难安者，加酸枣仁15g、远志6g；神疲乏力者，加茯神15g、白术6g；烦躁不安者，加柏子仁6g、淡竹叶6g、灯心草3g。

【临床调配】取上药配方颗粒溶于沸水200ml中，搅拌均匀即可。

【使用方法】饭后半小时趁热内服，每日3次。

【注意事项】孕妇禁服。

（二）常用外用方

1.三黄洗剂

【来源】经验方。

【组成】大黄、黄柏、黄芩、苦参各等份。

【功效】清热，止痒，收敛。

【适应证】玫瑰糠疹皮损色红伴瘙痒者。

【临床调配】取上药配方颗粒研细粉，加入蒸馏水100ml、医用石炭酸1ml，搅拌均匀即成。

【使用方法】用时摇匀，以棉签蘸药液涂局部皮疹，每日3~4次。

2.紫草油

【来源】《疮疡大全》

【组成】紫草250g，冰片3g，香油1000ml。

【功效】润燥止痒。

【适应证】玫瑰糠疹皮损干燥、鳞屑者。

【临床调配】取上药配方颗粒与香油同熬，药枯滤清即成。
【使用方法】局部外涂，每日3次。

三、预防及调摄

（1）忌食辛辣、鱼腥发物及动风之品。
（2）注意皮肤护理，避免搔抓，忌热水烫洗和使用碱性肥皂。

扁平苔藓

扁平苔藓又称扁平红苔藓，是一种原因不明的炎症性皮肤病。中医称之为"紫癜风"。以扁平多角形丘疹、表面蜡样光泽为临床特征。病程慢性，多发于成年，男女皆患。

一、诊断要点

（1）多见于成年人，皮损可散发全身，但常局限于四肢，以屈侧为主，对称发生。

（2）典型皮损为红色或紫红色、扁平多角形丘疹，针头至扁豆大，边界清楚，表面有蜡样光泽，用放大镜观察，丘疹表面有灰白色斑点，以及互相交错的网状条纹，称魏克汉姆（Wickham）纹，为本病的重要特征，黏膜可同时受累，以口腔及外阴为主，呈乳白色斑点或白色网状条纹，也可发生于毛发、指（趾）甲，毛囊和甲板可遭破坏。

（3）自觉瘙痒或瘙痒不明显。

（4）病程慢性，常持续多年，可出现许多不同的临床特殊类型，如色素性扁平苔藓、肥厚性（疣状）扁平苔藓、大疱性扁平苔藓、光化性扁平苔藓、毛囊性扁平苔藓、掌跖扁平苔藓及环状扁平苔藓等。

（5）组织病理学变化为角化过度，颗粒层显著增厚，棘层不规则增生，基底层液化变性，真皮上部单一核细胞浸润带，可见淋巴细胞及散在嗜酸性粒细胞浸润。

二、治疗

（一）常用内服方

1.消风散加减方

【来源】《外科正宗》

【组成】当归15g，胡麻仁15g，生地黄15g，荆芥10g，防风10g，牛蒡子10g，知母10g，蝉衣3g，甘草3g。

【功效】祛风清热止痒。

【适应证】扁平苔藓初发瘙痒不止者。

【加减】瘙痒剧烈者，加苦参10g、白鲜皮15g；夜寐难安者，加珍珠母20g、磁石20g、代赭石20g。

【临床调配】取上药配方颗粒溶于沸水200ml中，搅拌均匀即可。

【使用方法】饭后半小时趁热内服，每日2次。

【注意事项】须采用综合治疗方法以消除皮损，缓解症状。

2.四物消风散加减方

【来源】经验方。

【组成】生地15g，白鲜皮15g，当归15g，荆芥10g，防风10g，赤芍10g，川芎10g，柴胡6g，桂枝5g，桑枝3g，蝉蜕3g，薄荷3g，甘草5g。

【功效】养营活血，祛风润燥。

【适应证】扁平苔藓局部皮损肥厚、干燥者。

【加减】皮损暗红者，加桃仁5g、丹参10g；瘙痒剧烈者，加苦参10g、刺蒺藜10g、徐长卿10g。

【临床调配】取上药配方颗粒溶于沸水200ml中，搅拌均匀即可。

【使用方法】饭后半小时趁热内服，每日2次。

【注意事项】对动物蛋白过敏者慎用。

3.知柏地黄丸加减方

【来源】《医宗金鉴》

【组成】知母15g，黄柏15g，熟地黄15g，白茯苓15g，山茱萸10g，山药20g，泽泻10g，牡丹皮6g，甘草3g。

【功效】滋阴降火，补益肝肾。

【适应证】扁平苔藓伴腰膝酸软、五心烦热者。

【加减】瘙痒剧烈者，加刺蒺藜10g、苦参10g、白鲜皮15g；口干、皮肤干燥者，加生地黄15g、麦冬15g。

【临床调配】取上药配方颗粒溶于沸水200ml中，搅拌均匀即可。

【使用方法】饭后半小时趁热内服，每日2次。

【注意事项】脾虚泄泻者慎用。

（二）常用外用方

1.三黄洗剂

【来源】经验方。

【组成】大黄、黄柏、黄芩、苦参各等份。

【功效】清热止痒收敛。

【适应证】扁平苔藓皮损泛发伴瘙痒者。

【临床调配】取上药配方颗粒研细粉，加入蒸馏水100ml、医用石炭酸1ml即成。

【使用方法】用时摇匀，以棉签蘸药液涂局部皮疹，每日3~4次。

2.润肌膏

【来源】《外科正宗》

【组成】当归15g，紫草3g，麻油120ml。

【功效】润肌肤。

【适应证】扁平苔藓局部皮肤干燥、瘙痒者。

【临床调配】取上药配方颗粒与麻油120ml同熬，药枯滤清，再熬，加黄蜡15g化尽，倾入碗内即成。

【使用方法】局部外涂，每日2次。

3.银花甘草含漱液

【来源】经验方。

【组成】金银花15g，大青叶15g，生甘草5g。

【功效】清热解毒。

【适应证】口腔扁平苔藓。

【临床调配】取上药配方颗粒溶于沸水100ml，搅拌均匀即得。

【使用方法】含漱，每日3次。

三、预防及调摄

（1）调畅情志，消除紧张、忧虑等不良情绪。

（2）避免局部刺激，忌食辛辣，积极治疗慢性感染病灶。

（3）口腔黏膜受累者，饮食宜清淡、温软，避免食用酸辣食物，以及烟酒等刺激。

（4）黏膜损害长期不愈者，应密切注意病情变化，防止发生癌变。

慢性唇炎

慢性唇炎是唇部黏膜慢性复发性炎症性疾病。中医称之为"唇风"。以唇黏膜红肿痒痛、干燥开裂、溃流黄水、反复脱屑为临床特征。大多发生于下唇部，好发于秋、冬季节，多见于青年女性。

一、诊断要点

（1）好发于秋、冬季节，多见于青年女性。

（2）好发于下唇，亦可累及上唇。

（3）初起唇部肿胀潮红，稍有局部脱屑，以后发展为肿胀明显、糜烂、渗液、结痂、干燥、皲裂等改变。

（4）自觉局部痒、灼热或疼痛。

二、治疗

（一）常用内服方

1.双解通圣散加减方

【来源】《医宗金鉴》

【组成】防风10g，荆芥10g，当归10g，白芍10g，连翘15g，白术5g，川芎10g，薄荷3g，栀子仁10g，黄芩10g，桔梗6g，芦根15g，甘草3g。

【功效】疏散风邪，清热润燥。

【适应证】慢性唇炎急性发作者。

【加减】咽喉肿痛者，加牛蒡子10g、玄参10g；糜烂、渗出者，加金银花15g、蒲公英10g、冬瓜皮15g；纳差者，加怀山药20g、薏苡仁15g；瘙痒者，加苦参10g、白鲜皮15g。

【临床调配】取上药配方颗粒溶于沸水200ml中，搅拌均匀即可。

【使用方法】饭后半小时趁热内服，每日2次。

【注意事项】须足疗程治疗。

2.生血润肤汤加减方

【来源】《外科证治全书》

【组成】当归15g，升麻3g，皂角刺5g，生地黄15g，天冬15g，麦冬15g，天花粉10g，红花3g，桃仁5g，黄芩10g，黄芪10g。

【功效】滋阴养血润燥。

【适应证】慢性唇炎局部干燥、皲裂者。

【加减】瘙痒者，加刺蒺藜10g、白鲜皮15g；口唇皲裂者，加铁皮石斛3g；纳差、便溏者，加白术5g、怀山药30g、白扁豆10g。

【临床调配】取上药配方颗粒溶于沸水200ml中，搅拌均匀即可。

【使用方法】饭后半小时趁热内服，每日2次。

【注意事项】慢性唇炎急性复发者须加用祛风除湿药。

（二）常用外用方

1.马齿苋洗剂

【来源】经验方。

【组成】马齿苋30g，黄柏20g，苦参20g。

【功效】清热解毒，收敛止痒。

【适应证】慢性唇炎局部糜烂、渗出者。

【临床调配】取上药配方颗粒溶入1000ml开水中，搅拌、过滤即成。

【使用方法】局部湿敷，每日2次，每次15分钟。

2.甘草油

【来源】《简明中医皮肤病学》

【组成】甘草10g，麻油100ml。

【功效】润泽肌肤。

【适应证】慢性唇炎局部干燥、皲裂者。

【临床调配】甘草浸入麻油内一昼夜，文火熬至焦枯，离火过滤，去渣备用。

【使用方法】局部外涂，每日多次。

三、预防及调摄

（1）戒除咬唇或舔唇等不良习惯。

（2）干燥之秋、冬季节，唇部可经常涂搽润唇膏，防止燥裂。

（3）勿过食熏烤厚味，防止脾胃积热。

过敏性紫癜

过敏性紫癜是一种过敏性毛细血管和细小血管的血管炎。中医称之为"葡萄疫"。以皮肤或黏膜发生紫红色瘀斑、瘀点，伴关节疼痛、腹部症状和肾脏损害为临床特征。本病好发于儿童和青少年，男性多于女性。春季发病率最高。

一、诊断要点

（1）好发于下肢，尤多见于小腿伸侧，也可累及上肢或躯干部，常对称分布。

（2）发病前1~3周常有发热、咽喉疼痛、头痛、乏力、食欲减退等全身症状。

（3）皮损为针尖到黄豆大小的鲜红或紫红色瘀点、瘀斑，压之不褪色，不突出皮面，往往分批陆续出现。

（4）部分患者常伴腹痛，如急腹症样，可伴有消化道出血，称为肠胃型；若伴有关节疼痛者称为关节炎型；1/4患者可侵犯肾脏，尿中出现红细胞、蛋白、管形，严重者可导致肾功能障碍，称为肾型。

（5）实验室检查：血小板计数、出凝血时间正常。

二、治疗

（一）常用内服方

1.消风散加减方
【来源】《外科正宗》

【组成】荆芥6g，防风6g，黄芩6g，赤芍6g，牡丹皮3g，金银花8g，连翘8g，生地黄6g，牛蒡子8g，知母6g，蝉衣3g，甘草3g。

【功效】祛风清热，利湿解毒。

【适应证】过敏性紫癜初发者。

【加减】咽喉肿痛者，玄参6g、桔梗6g、板蓝根8g；下肢肿胀者，加冬瓜皮10g、茯苓皮10g；腹痛者，加延胡索8g、五灵脂3g；血尿者，加小蓟3g、蒲黄炭3g；关节疼痛者，加豨莶草6g、络石藤6g。

【临床调配】取上药配方颗粒溶于沸水200ml中，搅拌均匀即可。

【使用方法】饭后半小时趁热内服，每日2次。

【注意事项】儿童、成人应根据年龄、体重调整剂量。

2. 归脾汤加减方

【来源】《严氏济生方》

【组成】党参5g，茯神8g，白术5g，黄芪8g，当归8g，酸枣仁18g，蒲黄炭3g，地榆炭3g，木香3g，甘草3g。

【功效】健脾益气，养血止血。

【适应证】过敏性紫癜肠胃型。

【加减】脾虚泄泻者，加芡实6g、大枣8g。

【临床调配】取上药配方颗粒溶于沸水200ml中，搅拌均匀即可。

【使用方法】饭后半小时趁热内服，每日2次。

【注意事项】长期反复发作者须采用综合治疗；儿童、成人应根据年龄、体重调整剂量。

（二）常用外用方

紫草油

【来源】《疮疡大全》

【组成】紫草250g，冰片3g，香油1000ml。

【功效】清热解毒。

【适应证】过敏性紫癜皮损泛发者。

【临床调配】取上药配方颗粒与香油同熬，药枯滤清即成。

【使用方法】外涂局部，每日3次。

三、预防及调摄

（1）避免服用可致敏的药物和食物，忌食辛辣发物。

（2）防止上呼吸道感染，如有感染病灶，应积极治疗。

（3）注意适当休息，加强皮肤护理，防止外伤。

色素性紫癜性皮肤病

色素性紫癜性皮肤病是一组以紫癜、色素沉着为特点的谱系疾病。中医称之为"血风疮""血疳"等。以多发性针尖大小、压之不褪色的紫红色斑点，呈慢性过程为临床特征。

一、诊断要点

（1）多见于成年人的下肢，尤以小腿多见，对称分布。病程慢性，一般无自觉症状，持续数月至数年后可自行缓解。

（2）共同特点是皮疹为针尖至米粒大小出血点，密集成片。进行性色素性紫癜样皮病以紫癜和色素沉着为特点；色素性紫癜性苔藓样皮炎除有紫癜及色素沉着外，还有苔藓样斑块损害，表面有鳞屑，自觉瘙痒；毛细血管扩张性环状紫癜皮损呈环形，边缘毛细血管扩张明显。

（3）组织病理显示真皮乳头内有红细胞外溢，浅层血管周围有淋巴细胞浸润，可见含铁血黄素沉着。

二、治疗

（一）常用内服方

1.凉血五根汤加减方

【来源】《赵炳南临床经验集》

【组成】生地黄15g，紫草根15g，茜草根15g，板蓝根15g，牡丹皮5g，赤芍10g，白芍5g，鸡血藤10g，川芎5g，当归10g，丝瓜络5g，牛膝10g，怀山药30g，茯苓皮15g，冬瓜皮15g，甘草5g。

【功效】凉血清热，活血消斑。

【适应证】色素性紫癜性皮肤病皮疹初起，紫红瘀点，或融合成斑片者。

【加减】瘙痒者，加白鲜皮15g、苦参10g；下肢肿胀者，加黄柏15g、泽泻10g。

【临床调配】取上药配方颗粒溶于沸水200ml中，搅拌均匀即可。

【使用方法】饭后半小时趁热内服，每日2次。

【注意事项】该方苦寒，应中病即止。

2.桃红四物汤加减方

【来源】《太平惠民和剂局方》

【组成】桃仁5g，红花3g，丹参10g，黄芪15g，赤芍10g，白芍10g，川芎10g，生地黄12g，牛膝10g，丝瓜络8g，鸡血藤10g，金银花15g，甘草5g。

【功效】活血化瘀通络。

【适应证】色素性紫癜性皮肤病皮损日久、色紫暗褐、肥厚、粗糙、脱屑者。

【加减】皮疹色褐者，加三棱5g、莪术5g；瘙痒者，加苦参10g、白鲜皮15g、刺蒺藜10g。

【临床调配】取上药配方颗粒溶于沸水200ml中，搅拌均匀即可。

【使用方法】饭后半小时趁热内服，每日2次。

【注意事项】活血、破血药使用须定期观察血液相关指标。

（二）常用外用方

1.马齿苋合剂

【来源】经验方。

【组成】马齿苋30g，黄柏20g，苦参20g。

【功效】清热解毒收敛。

【适应证】色素性紫癜性皮肤病皮损初起伴瘙痒者。

【临床调配】取上药配方颗粒溶入1000ml沸水中，搅拌、过滤即成。

【使用方法】局部湿敷，每日2次，每次15分钟。

2.紫草油

【来源】《疮疡大全》

【组成】紫草250g，冰片3g，香油1000ml。

【功效】清热解毒凉血。

【适应证】色素性紫癜性皮肤病皮损日久，皮肤肥厚、粗糙、脱屑者。

【临床调配】取上药配方颗粒与香油同熬，药枯滤清即成。

【使用方法】外涂局部，每日3次。

三、预防及调摄

（1）平时注意减少站立和行走时间，休息时取下肢抬高位。

（2）忌热水烫洗和搔抓，以防继发感染。

结节性红斑

结节性红斑是一种由真皮脉管和脂膜炎症所引起的结节性疾病。中医称之为"瓜藤缠"。以散在的皮下结节，鲜红到紫红色，大小不等，按之疼痛，好发于小腿伸侧为临床特征。多见于青年女性，以春、秋季发病者为多。

一、诊断要点

（1）发病前常有恶寒、发热、头痛、骨节酸痛、神疲乏力等症状。

（2）常对称发生于小腿伸侧，为红色疼痛性硬结，但不溃破，消退后无萎缩和瘢痕。

（3）本病急性发作，经过迅速，一般在6周左右可自愈，但也有长达数月者，并在妇女行经期或劳累、感冒后易于复发。

二、治疗

（一）常用内服方

1.当归拈痛汤加减方

【来源】《外科正宗》

【组成】茵陈15g，当归15g，猪苓15g，羌活6g，防风10g，白术6g，黄芩10g，苦参10g，知母10g，泽泻10g，葛根6g，升麻3g，甘草3g。

【功效】清热利湿，活血化瘀。

【适应证】结节性红斑初发者。

【加减】咽部肿痛者，加牛蒡子10g、玄参10g；局部肿胀者，加冬瓜皮15g、茯苓皮15g；疼痛剧烈者，加延胡索15g、独活6g。

【临床调配】取上药配方颗粒溶于沸水200ml中，搅拌均匀即可。

【使用方法】饭后半小时趁热内服，每日2次。

【注意事项】应足疗程治疗，以免复发。

2.桃红四物汤加减方

【来源】《太平惠民和剂局方》

【组成】桃仁6g，红花3g，当归10g，赤芍10g，生地黄12g，川芎10g，丹参10g，黄芪15g，栀子仁10g，牛膝10g，丝瓜络8g，鸡血藤10g，陈皮3g，甘草5g。

【功效】行气活血，化瘀散结。

【适应证】结节性红斑皮损日久、色暗不退者。

【加减】皮损结节色褐者，加三棱5g、莪术5g；瘙痒者，加苦参10g、白鲜皮15g。

【临床调配】取上药配方颗粒溶于沸水200ml中，搅拌均匀即可。

【使用方法】饭后半小时趁热内服，每日2次。

【注意事项】活血、破血药使用须定期观察血液相关指标。

3.归脾汤加减方

【来源】《严氏济生方》

【组成】党参10g，茯神15g，白术6g，黄芪15g，当归15g，牛膝10g，栀子仁10g，陈皮3g，丹参19g，薏苡仁15g，木香6g，甘草3g。

【功效】健脾利湿，化瘀散结。

【适应证】结节性红斑皮色淡红伴腹胀、便溏者。

【加减】夜寐难安者，加酸枣仁15g、远志6g；腹胀、便溏者，加大腹皮 15g、枳壳 5g、莲子肉 10g。

【临床调配】取上药配方颗粒溶于沸水 200ml 中，搅拌均匀即可。

【使用方法】饭后半小时趁热内服，每日 2 次。

【注意事项】长期反复发作者须采用综合治疗。

（二）常用外用方

金黄散

【来源】《医宗金鉴》

【组成】大黄 25g，黄柏 25g，姜黄 25g，白芷 25g，南星 10g，陈皮 10g，苍术 10g，厚朴 10g，甘草 10g，天花粉 50g。

【功效】清热除湿，散瘀化痰，止痛消肿。

【适应证】结节性红斑局部红肿、触痛明显者。

【临床调配】取上配方颗粒共研细末，用适量麻油调成糊状。

【使用方法】以牛皮纸包裹调成糊状的金黄散外敷红肿部，每日 1~2 次。

三、预防及调摄

（1）急性期应适当休息，抬高患肢，以减轻局部水肿。

（2）忌饮酒和辛辣食物。

白塞病

白塞病是一种原因不明的，以细小血管炎为病理基础的慢性进行性复发性多组织、系统损害的疾病。中医称之为"狐惑"。以口腔及生殖器溃疡、角膜溃疡或虹膜炎以及皮肤损害为临床特征。本病多见于青壮年，男女均可发病。

一、诊断要点

（1）复发性口腔溃疡：每年至少发作3次，口腔各处均可发生，也可累及咽、喉、食管和鼻腔，可单发或多发，疼痛，1~2周后可痊愈，但反复发作。

（2）复发性生殖器溃疡：与口腔溃疡相似，疼痛，好发于龟头、阴道、阴唇和尿道口，也可见于阴囊、肛周和会阴等处。

（3）眼损害：一般在疾病的晚期发生，两侧均可受累，眼球的前房和后房组织均可发生病变，但以虹膜睫状体炎最常见，严重时可失明。

（4）皮肤损害：可见多种皮肤损害，如结节性红斑样损害，也可见血栓性静脉炎、毛囊炎、痤疮样或多形性红斑等，皮肤针刺反应阳性是本病特征性表现。

（5）其他损害：有发热、头痛、乏力、关节疼痛以及多系统损害，如心血管、消化道、泌尿生殖系统及神经系统疾患等。

（6）病程慢性，常反复发作。

（7）实验室检查：程度不同的贫血，白细胞升高，血沉加快，免疫球蛋白升高。

（8）组织病理检查为不同程度的血管炎伴中性粒细胞或淋巴细胞浸润。

二、治疗

（一）常用内服方

1.甘草泻心汤加减方

【来源】《金匮要略》

【组成】黄芩10g，金银花15g，党参10g，大枣10g，龙胆草6g，栀子10g，泽泻10g，当归10g，柴胡6g，生姜6g，半夏6g，甘草3g。

【功效】清热解毒，和营化湿。

【适应证】白塞病外阴溃疡急性发作，局部红肿、疼痛者。

【加减】外阴溃疡，红肿、疼痛者，加土茯苓30g、茵陈6g；纳差、便溏者，加怀山药30g、白扁豆10g；皮损灼热者，加赤芍10g、牡丹皮3g。

【临床调配】取上药配方颗粒溶于沸水200ml中，搅拌均匀即可。

【使用方法】饭后半小时趁热内服，每日2次。

【注意事项】清热利湿药久用伤阴，红肿热痛消退后应改用他药。

2.知柏地黄汤加减方

【来源】《医宗金鉴》

【组成】知母15g，黄柏15g，生地黄15g，山茱萸10g，怀山药20g，牡丹皮5g，白茯苓15g，泽泻10g，甘草5g。

【功效】养阴清热，解毒利湿。

【适应证】白塞病局部干燥伴五心烦热者。

【加减】口渴者，加参须15g、麦冬15g；烦躁不安者，加合欢皮10g、赤小豆15g、灯心草3g。

【临床调配】取上药配方颗粒溶于沸水200ml中，搅拌均匀即可。

【使用方法】饭后半小时趁热内服，每日2次。

【注意事项】脾虚者慎用。

（二）常用外用方

1.马齿苋洗剂

【来源】经验方。

【组成】马齿苋30g，黄柏20g，苦参20g。

【功效】清热解毒，收敛止痒。

【适应证】白塞病急性发作，局部红肿不适者。

【临床调配】取上药配方颗粒溶于1000ml开水中，搅拌、过滤即成。

【使用方法】局部湿敷，每日2次，每次15分钟。

2.黄连膏

【来源】经验方。

【组成】黄连10g，黄柏10g。

【功效】清热解毒。

【适应证】白塞病外阴溃疡处分泌物不多者。

【临床调配】取上药配方颗粒研细末，加入适量基质调匀即成。

【使用方法】局部外涂，每日2次。

三、预防及调摄

（1）注意适当休息，生活规律，避免精神刺激，保持心情舒畅。

（2）发作期间尽量避免注射用药和局部刺激。

（3）加强营养，忌食辛辣发物，勿饮酒。

黄褐斑

黄褐斑也称为肝斑，是发生在颜面的色素沉着性皮肤病。中医称之为"鼾黑斑"。以对称分布于颧及颊部，大小、形状不一的黄褐色或灰褐色斑片，不高出皮面，无自觉症状为临床特征。男女均可发生，但以女性多见。

一、诊断要点

（1）好发于颜面部，尤以颧骨、前额、眼周部最为明显。

（2）皮损为黄褐色或深褐色斑片，边缘清楚，不高出皮面，表面平滑，呈对称分布，可散在，亦可融合。

（3）无自觉症状。

（4）色素斑可随季节、日晒及内分泌变化等因素稍有变化，但往往经久不褪，部分患者分娩后可缓慢消退。

二、治疗

（一）常用内服方

1.逍遥散加减方

【来源】《太平惠民和剂局方》

【组成】白芍10g，当归10g，白术6g，茯苓15g，川芎10g，柴胡6g，陈皮3g，枳壳5g，香附3g，炙甘草5g，生姜3g，薄荷3g。

【功效】疏肝理气活血。

【适应证】黄褐斑伴心烦易怒、口苦、胸胁胀满者。

【加减】伴口苦、咽干、大便秘结者，加牡丹皮5g、玄参10g、栀子10g、草决明10g；月经不调者，加女贞子10g、香附5g；胸胁胀满者，加川楝子3g、香附5g。

【临床调配】取上药配方颗粒溶于沸水200ml中，搅拌均匀即可。

【使用方法】饭后半小时趁热内服，每日2次。

【注意事项】孕妇禁用。

2.参苓白术散加减方

【来源】《太平惠民和剂局方》

【组成】党参10g，白茯苓15g，白术5g，白扁豆10g，陈皮3g，薏苡仁15g，怀山药20g，甘草3g，莲子肉10g，砂仁10g。

【功效】健脾益气，祛湿消斑。

【适应证】黄褐斑伴面色萎黄，纳呆便溏者。

【加减】腹胀、腹泻、腹痛者，加木香10g、大腹皮10g；月经量少、色淡者，加当归15g、茺蔚子10g、鸡血藤10g、桔梗6g。

【临床调配】取上药配方颗粒溶于沸水200ml中，搅拌均匀即可。

【使用方法】饭后半小时趁热内服，每日2次。

【注意事项】可加花类引经药提高疗效。

3.六味地黄丸加减方

【来源】《小儿药证直诀》

【组成】熟地黄15g，怀山药20g，山茱萸10g，牡丹皮5g，白茯苓15g，泽泻10g。

【功效】滋养肾阴，化瘀退斑。

【适应证】黄褐斑，面色晦暗，斑色褐黑伴头晕耳鸣、腰膝酸软者。

【加减】五心烦热者，加知母15g、黄柏15g；失眠多梦者，加生龙牡各20g、珍珠母20g；褐斑日久不退者，加丹参10g、炮山甲3g。

【临床调配】取上药配方颗粒溶于沸水200ml中，搅拌均匀即可。

【使用方法】饭后半小时趁热内服，每日2次。

【注意事项】脾肾阳虚症见畏寒肢冷、腹泻便溏者忌用。

（二）常用外用方

二白药膏

【来源】经验方。

【组成】白芷5g，制白附子5g，珍珠粉30g。

【功效】抗皱祛斑，美白养肤。

【适应证】黄褐斑。

【临床调配】取上药配方颗粒研极细末，用适量基质调匀即得。

【使用方法】局部外涂，每日2次。

三、预防及调摄

（1）调畅情志，保持积极、乐观情绪。

（2）饮食规律而有节制。

（3）劳逸结合，保证充足睡眠。

（4）注意加强防晒。

白癜风

白癜风是一种获得性、局限性或泛发性皮肤色素脱失症。中医称之为"白癜""白驳风"等。以皮肤颜色减退、变白、境界鲜明、无自觉症状为临床特征。可发生于任何年龄,男女发病大致相等,但以青年人多见。

一、诊断要点

(1)全身各部位皮肤均可发病,但好发于面部、颈部、前臂及手背部。

(2)皮损为大小不等的圆形或不规则形局部色素脱失斑,常为乳白色,也可为浅粉色,表面光滑、无鳞屑,白斑境界清楚,边缘色素较正常皮肤增加,白斑内毛发正常或变白。数目可为单个或多发。

(3)一般无自觉症状。

(4)病程长短不一,可缓慢进展或长期稳定不变,但完全自愈者少,愈后易复发。

二、治疗

(一)常用内服方

1.逍遥散加减方

【来源】《太平惠民和剂局方》

【组成】白芍10g,当归10g,丹参10g,赤芍10g,茯苓15g,川芎10g,柴胡6g,陈皮3g,枳壳5g,香附3g,炙甘草5g,生姜

3g，薄荷3g。

【功效】疏肝理气活血。

【适应证】白癜风伴心烦易怒、口苦、胸胁胀满者。

【加减】伴口苦咽干、大便秘结者，加牡丹皮5g、栀子10g、生地黄15g；月经不调者，加女贞子10g、香附5g；胸胁胀满者，加川楝子3g、香附5g。

【临床调配】取上药配方颗粒溶于沸水200ml中，搅拌均匀即可。

【使用方法】饭后半小时趁热内服，每日2次。

【注意事项】加入花类引经药提高疗效。

2.消风散加减方

【来源】《外科正宗》

【组成】生地黄15g，当归10g，浮萍15g，荆芥10g，防风10g，黄芩10g，苦参10g，白鲜皮15g，白花蛇舌草15g，牛蒡子10g，玄参10g，金银花15g，丹参10g，甘草3g。

【功效】疏风清热。

【适应证】白癜风白斑发展迅速者。

【加减】口干明显者，加麦冬15g、天冬15g；心烦易怒者，加龙胆草6g、绿萼梅3g。

【临床调配】取上药配方颗粒溶于沸水200ml中，搅拌均匀即可。

【使用方法】饭后半小时趁热内服，每日2次。

【注意事项】白斑发展迅速须采用综合治疗手段控制白斑扩大。

3.六味地黄汤加减方

【来源】《小儿药证直诀》

【组成】熟地黄15g，怀山药20g，山茱萸10g，牡丹皮5g，茯苓15g，泽泻10g。

【功效】滋养肾阴，化瘀退斑。

【适应证】皮肤白斑伴腰膝酸软者。

【加减】五心烦热者，加黄柏15g、生地黄15g；有家族史者，加枸杞子15g、菟丝子15g；妇人伴月经淋漓不尽或崩漏者，加阿胶6g。

【临床调配】取上药配方颗粒溶于沸水200ml中，搅拌均匀即可。

【使用方法】饭后半小时趁热内服，每日2次。

【注意事项】怕冷、四肢不温、纳差、便溏者慎用。

4.通窍活血汤加减方

【来源】《医林改错》

【组成】赤芍10g，川芎10g，桃仁5g，红枣15g，红花3g，生姜9g。

【功效】活血化瘀，通窍活络。

【适应证】白癜风白斑发生在口腔、眼周、肛门、外阴周围者。

【加减】发生于头面部者，加白芷6g、羌活6g；发生于腰背部者，加续断10g、杜仲6g；发生于四肢者，加桑枝3g、鸡血藤10g。

【临床调配】取上药配方颗粒溶于沸水200ml中，搅拌均匀即可。

【使用方法】饭后半小时趁热内服，每日2次。

【注意事项】服药时加老葱3根，配黄酒100ml，疗效更佳。

（二）常用外用方

补骨脂酊

【来源】经验方。

【组成】补骨脂180g，75%乙醇（或高粱酒）400ml。

【功效】调和气血，增染肤色。

【适应证】白癜风。

【临床调配】补骨脂配方颗粒180g，浸泡于75%乙醇400ml中，1周后过滤即得。

【使用方法】局部外涂，每日3~5次。

【注意事项】酒精过敏者禁用。

三、预防及调摄

（1）树立信心，坚持治疗。

（2）应避免诱发因素，如外伤、曝晒和精神压力等。

（3）适当进行日光浴，有助于恢复，但不可曝晒，并做好防护，以免晒伤。

（4）避免滥用刺激性强的药物，以防损伤皮肤。

红斑狼疮

红斑狼疮是一种自身免疫性病谱性疾病，为病谱性疾病，临床常见盘状红斑狼疮和系统性红斑狼疮两种类型。中医称之为"红蝴蝶疮""鬼脸疮""蝶疮流注""阴阳毒"等。盘状红斑狼疮病变主要局限于皮肤，少有累及内脏器官者；系统性红斑狼疮常侵犯全身多系统。多见于10~40岁女性。少数盘状红斑狼疮患者可因日光暴晒或劳累等因素发展、转化为系统性红斑狼疮。

一、诊断要点

1. 盘状红斑狼疮

（1）好发于暴露部位，如头、颜面及四肢等处。

（2）皮损初发时为小丘疹，逐渐扩大呈暗红色斑块，边缘略高起，附有黏着性鳞屑，将鳞屑剥去可见毛囊口扩大，并有角质栓嵌入，皮损扩大后呈圆形或不规则形，日久皮损中央萎缩，毛细血管扩张，常有充血和色素沉着，境界清楚，两颊部和鼻部的损害可连接成蝶翼形。

（3）黏膜损害主要在唇部，表现为灰白色糜烂或浅溃疡，头皮损害可呈局限性永久性脱发。

（4）日晒和紫外线照射可使皮损加重或复发。

（5）自觉症状轻微，可有灼热或痒感。

（6）一般无全身症状，少数患者，特别是播散型患者，可有低热、乏力及关节酸痛等。

（7）实验室检查外周血常规中可有白细胞减少、血沉加快、丙种球蛋白升高、类风湿因子阳性及抗核抗体阳性等；组织病理学示表皮角化过度、毛囊角质栓塞、棘层萎缩及基底细胞液化变性等。

2. 系统性红斑狼疮

（1）多发生于青年和中年妇女。

（2）对日光和紫外线照射有较高敏感性。

（3）不规则、不定型发热。

（4）关节痛或关节炎及肌痛。

（5）有特征性皮损，如面部蝶形红斑、甲周红斑或指远端甲下弧形斑、指尖红斑和出血或盘状损害。

（6）头发损害可形成狼疮发，表现为前额发际下降，头发变短、长短不齐、干燥、细脆、无光泽及易拔脱，形成散乱外观。

（7）黏膜红斑、糜烂及溃疡。

（8）多器官受累，尤以肾、心、肺等损害常见，肾脏损害可发生肾炎或肾病综合征，尿内出现红细胞、白细胞、蛋白质和管型，全身浮肿及腹水，严重时出现少尿、无尿而致尿毒症；心脏损害可包括心包炎和心肌炎；肺脏损害可发生胸膜炎和间质性肺炎，出现胸闷、咳嗽、气促及呼吸困难等，严重时可致呼吸衰竭。

（9）实验室检查外周血全血减少，血沉加快，血清丙种球蛋白升高，免疫球蛋白IgG升高，红斑狼疮细胞阳性，抗核抗体阳性，抗双链DNA及ENA阳性，血清补体下降；尿检有蛋白、管型、红细胞及白细胞；皮肤组织病理学改变与盘状红斑狼疮基本相同。

二、治疗

（一）常见内服方

1. 解毒凉血汤加减方

【来源】《简明中医皮肤病学》

【组成】水牛角30g，生地黄15g，赤芍10g，牡丹皮5g，金银花15g，莲子心3g，白茅根15g，花粉15g，石斛10g，紫花地丁10g，栀子仁6g，黄连5g，生甘草6g。

【功效】清营凉血解毒。

【适应证】系统性红斑狼疮急性期者。

【加减】大便秘结，加生大黄3g；小便短赤，加猪苓15g、车前子10g；神昏谵语者，加安宫牛黄丸或紫雪丹；癫狂抽搐者，加天竺黄5g、钩藤15g、石决明15g、羚羊角3g。

【临床调配】取上药配方颗粒溶于沸水200ml中，搅拌均匀即可。

【使用方法】饭后半小时趁热内服，每日2次。

【注意事项】本方为大苦大寒之品，应中病即止。

2.解毒养阴汤加减方

【来源】《简明中医皮肤病学》

【组成】南沙参15g，北沙参15g，石斛15g，元参10g，玉竹10g，党参15g，生黄芪30g，丹参10g，鸡血藤15g，秦艽10g，泽泻10g。

【功效】养阴益气，活血通络。

【适应证】系统性红斑狼疮缓解期者。

【加减】关节疼痛者，加羌活6g、独活6g、威灵仙10g；关节红肿明显者，加忍冬藤15g、红藤10g；自汗、盗汗者，加白术8g、煅牡蛎15g；夜寐不安者，加夜交藤10g、酸枣仁15g；头发稀疏者，加菟丝子15g、覆盆子10g；月经不调者，加当归15g、益母草15g。

【临床调配】取上药配方颗粒溶于沸水200ml中，搅拌均匀即可。

【使用方法】饭后半小时趁热内服，每日2次。

【注意事项】由于患者出现各系统不同程度的损伤，应根据临床症状，随症加减用药。

3.桂附八味丸加减方

【来源】《金匮要略》

【组成】炮附子3g，熟地黄10g，山茱萸10g，泽泻10g，肉桂3g，牡丹皮5g，怀山药20g，茯苓15g，白术6g，炙甘草3g，车前子10g，牛膝10g，炮姜3g。

【功效】温肾壮阳，健脾利水。

【适应证】系统性红斑狼疮伴重要脏器损害者。

【加减】水肿甚者，加车前子10g、桑白皮10g；尿少，夜尿较多者，加菟丝子15g、淫羊藿10g；月经量少或闭经者，加旱莲草10g、益母草15g、紫河车3g。

【临床调配】取上药配方颗粒溶于沸水200ml中，搅拌均匀即可。

【使用方法】饭后半小时趁热内服，每日2次。

【注意事项】消化功能虚弱患者服用本方可引起食欲减退或呕吐、腹泻，或荨麻疹等；由于有重要脏器损害，用药剂量应谨慎，并中病即止。

4.秦艽丸加减方

【来源】《医宗金鉴》

【组成】乌梢蛇6g，秦艽10g，漏芦10g，白花蛇舌草10g，玫瑰花3g，连翘15g，鬼箭羽15g，鸡冠花3g，丹参10g。

【功效】活血化瘀，软坚散结。

【适应证】慢性盘状红斑狼疮。

【加减】神疲乏力者，加黄芪20g、白术8g；口苦、咽干者，加柴胡5g、白芍5g；纳呆、便溏者，加怀山药20g、白扁豆10g、薏苡仁15g；睡眠欠佳、多梦者，加酸枣仁15g、远志6g。

【临床调配】取上药配方颗粒溶于沸水200ml中，搅拌均匀

即可。

【使用方法】饭后半小时趁热内服，每日2次。

【注意事项】下部虚寒、小便不禁者禁服。

（三）常用外用方

白玉膏

【来源】《疡医大全》

【组成】密陀僧60g，黄蜡60g，乳香15g，没药15g，象皮15g，白蜡15g，桐油500g。

【功效】活血消肿，祛腐生肌。

【适应证】盘状红斑狼疮。

【临床调配】中药象皮研末，余上药配方颗粒除黄蜡、白蜡外研细末。桐油500g放锅内熬滚去沫，入密陀僧末搅匀取起，入二蜡熔化搅匀，待油稍温，方入余药，搅200余遍，以大棉纸摊上阴干，即成。

【使用方法】局部外涂皮损部，每日或数日1次。

【注意事项】原方有轻粉，由于轻粉为管制药品，不适合临床调配，故删除。

三、预防及调摄

（1）生活规律，注意休息，避免劳累，病情严重期应卧床休息。

（2）严格注意防晒，深在性红蝴蝶疮以及伴有雷诺现象者要注意保暖。

（3）注意营养，忌食酒类及刺激性食物，伴低蛋白水肿时应限制钠盐摄入。

（4）调节情志，减少压力，树立治疗疾病信心，避免精神刺激、外感疾患等诱发或加重疾病的因素。

皮肌炎

皮肌炎是一种主要发生于皮肤和肌肉的非感染性炎症性疾病。中医称之为"肌痹"。以皮肤红斑、水肿和肌肉肿胀、疼痛及肌无力为临床特征，可伴有关节和心脏等多组织器官损害。本病可发生于任何年龄，但多见于40~60岁，女性发病率约为男性的2倍。

一、诊断要点

（1）皮肤症状：初起为双上眼睑水肿性紫红斑，逐渐扩展至额、颧颊、耳前、耳后、颈及上胸部，损害为弥漫性红斑，常有轻度色素沉着或点状色素脱失。

（2）肌肉症状：四肢近端肌肉常先受损，以后再累及其他肌肉，出现不同的症状，但主要表现为肌无力、疼痛、肿胀和功能障碍。

（3）全身症状：可有不规则发热、消瘦和关节痛。

（4）并发症：可并发内脏恶性肿瘤。

（5）实验室检查示外周血血红蛋白减少，白细胞增多，血沉增快，丙种球蛋白升高，血清肌酸磷酸激酶和醛缩酶以及谷草转氨酶等升高；24小时尿肌酸排泄量升高；肌电图提示肌源性病变。

（6）组织病理学改变：①皮肤显示表皮角化、棘层萎缩、基底细胞液化变性、真皮黏液性水肿。②肌肉显示肌纤维颗粒性和空泡性变性，横纹消失。

二、治疗

（一）常用内服方

1.温经通络汤加减方

【来源】《赵炳南临床经验集》

【组成】鸡血藤15g，海风藤6g，全丝瓜8g，鬼见愁6g，鬼箭羽6g，路路通6g，桑寄生10g，茯苓15g，炙甘草5g，防风10g，当归10g，牛膝10g，秦艽10g，独活6g，桂枝6g，蕲艾3g。

【功效】温经通络，活血止痛。

【适应证】皮肌炎局部暗红、肿胀，伴酸软无力、畏寒肢冷者。

【加减】肌肉疼痛重者，加乌梢蛇15g、土鳖虫3g；四肢困重、酸软者，加羌活6g、木瓜6g、桑枝3g；肢端冷甚、疼痛者加制川乌3g、细辛3g、桂枝3g。

【临床调配】取上药配方颗粒溶于沸水200ml中，搅拌均匀即可。

【使用方法】饭后半小时趁热内服，每日2次。

【注意事项】本方辛温，肺阴虚咳嗽者忌用，应中病即止。

2.解毒清营汤加减方

【来源】《简明中医皮肤病学》

【组成】生玳瑁10g，金银花15g，连翘15g，生地黄15g，牡丹皮5g，赤芍10g，黄连3g，白茅根10g，生薏苡仁15g，茯苓皮15g，甘草3g，冬瓜皮15g，赤小豆15g。

【功效】清营解毒，活血止痛。

【适应证】皮肌炎伴局部肿胀，肌肉、关节疼痛无力，高热者。

【加减】高热不退者，加羚羊角3g或水牛角30g；肿胀明显者，加车前子10g、泽泻10g；关节疼痛剧烈者，加鸡血藤10g、秦艽10g。

【临床调配】取上药配方颗粒溶于沸水200ml中，搅拌均匀即可。

【使用方法】饭后半小时趁热内服，每日2次。

【注意事项】本方苦寒，应中病即止。

3.八珍汤加减方

【来源】《正体类要》

【组成】当归10g，川芎5g，白芍5g，熟地黄15g，人参3g，白术8g，茯苓10g，炙甘草5g。

【功效】益气补血通络。

【适应证】皮肌炎伴有肌肉萎缩、形体消瘦、神疲乏力、面色㿠白者。

【加减】纳食欠佳者，加鸡内金5g、麦芽15g、怀山药15g；伴瘀血者，加地龙6g、红花3g、丹参10g；肌肉酸痛明显者，加木瓜6g、豨莶草6g、鸡血藤10g。

【临床调配】取上药配方颗粒溶于沸水200ml中，搅拌均匀即可。

【使用方法】饭后半小时趁热内服，每日2次。

【注意事项】脾胃虚寒或体质湿热者慎用。

（二）常用外用方

中药熏洗方

【来源】经验方。

【组成】透骨草15g，桂枝15g，丹参15g，石菖蒲15g，钩藤15g，地骨皮15g，红花10g，槐花10g，凌霄花10g。

【功效】活血通络。

【适应证】皮肌炎。

【临床调配】取上药配方颗粒溶于沸水2000ml，搅拌均匀即得。

【使用方法】先熏后外洗患处，每日2~3次，每次15分钟。

三、预防及调摄

（1）急性期应卧床休息，注意保暖，预防感染，避免日晒。

（2）合理安排饮食，保证充分的蛋白质和维生素摄入，忌食辛辣等刺激性食物。

（3）症状改善后适当活动，预防或减轻肌肉萎缩。

（4）中年以上患者应检查有无合并恶性肿瘤，早期发现并及时处理。

硬皮病

硬皮病是一种皮肤及各系统胶原纤维硬化的结缔组织疾病。中医称之为"皮痹"。以皮肤进行性肿胀、硬化，最后发生萎缩为临床特征。可发生于任何年龄，但以青、中年妇女为多见，男性也可发生。根据临床特点，可分为局限性硬皮病和系统性硬皮病两种类型。局限性硬皮病只局限于皮肤，系统性硬皮病不仅皮肤受累，还侵犯食管、胃肠道黏膜以及心、肺、肾等全身多种脏器，伴发全身症状，又称为系统性硬化症。

一、诊断要点

1.局限性硬皮病

（1）好发于前额、颈、肩背、胸、腹部及四肢等处。

（2）皮损初起呈紫红色，逐渐扩大，表面平滑，有蜡样光泽，以后皮肤变硬，毳毛脱落，局部不出汗，后期皮肤萎缩，色素往往减退。

（3）皮损形态各异，可有点滴状、斑块状及带状等类型。

（4）偶有轻度瘙痒和刺痛，但感觉迟钝。

（5）一般无全身症状，皮损泛发者可合并关节痛、腹痛、神经痛、偏头痛和精神障碍，少数患者偶可转变为系统性硬皮病。

（6）组织病理学示胶原纤维肿胀，血管内膜增厚，管腔狭窄或闭塞。

2.系统性硬皮病

（1）初起有雷诺现象，皮损常起自手部，尤其是从手指开始，渐扩展至前臂、面部及躯干上部等处，常呈对称性弥漫性浮肿及硬化，具有蜡样光泽和色素异常。

（2）后期皮肤、皮下组织和肌肉萎缩，面部表情丧失，呈假面具样，张口、伸舌困难，肘、膝和指关节活动受限，呈屈曲性挛缩，胸部皮肤受累可影响呼吸功能。

（3）多发性关节痛或关节炎，肺、食管、心、肾等多组织、器官受累。

（4）实验室检查显示外周血血红蛋白减少，血沉增快，丙种球蛋白升高，类风湿因子阳性；尿检显示有蛋白、红细胞及管型，抗核抗体阳性，皮肤的病理变化与局限性硬皮病相同。

二、治疗

（一）常用内服方

1.独活寄生汤加减方

【来源】《备急千金要方》

【组成】独活6g，桑寄生6g，杜仲6g，牛膝10g，细辛3g，秦艽6g，茯苓15g，肉桂心3g，防风10g，川芎10g，人参3g，甘草5g，当归10g，赤芍10g，干地黄6g。

【功效】祛风湿，止痹痛，补肝肾，益气血。

【适应证】硬皮病伴关节疼痛者。

【加减】若风寒较重，加紫苏6g、桂枝6g；风湿为甚者，加五加皮10g。

【临床调配】取上药配方颗粒溶于沸水200ml中，搅拌均匀即可。

【使用方法】饭后半小时趁热内服，每日2次。

【注意事项】湿热证患者慎用。

2. 血府逐瘀汤加减方

【来源】《医林改错》

【组成】桃仁6g，红花3g，当归10g，生地黄12g，牛膝10g，川芎5g，桔梗5g，赤芍5g，枳壳5g，甘草5g，柴胡5g。

【功效】活血化瘀，行气止痛。

【适应证】硬皮病病久伴肌肤甲错者。

【加减】气滞明显者，加香附6g；伴血虚者，加阿胶6g。

【临床调配】取上药配方颗粒溶于沸水200ml中，搅拌均匀即可。

【使用方法】趁热饭后内服，每日2次。

【注意事项】孕妇忌服。

3. 参苓白术散加减方

【来源】《太平惠民和剂局方》

【组成】白扁豆10g，黄芪15g，人参（或党参）6g，白术6g，白茯苓15g，炙甘草6g，怀山药20g，莲子肉10g，桔梗6g，薏苡仁15g，当归15g，桂枝6g，丹参10g，砂仁6g。

【功效】健脾益肺，活血逐瘀。

【适应证】硬皮病伴神疲乏力、气短懒言、纳差便溏者。

【加减】咳嗽、胸闷、气促者，加橘络3g、浙贝母3g、紫菀6g；兼有痰壅热盛症状者，加黄连3g、黄芩10g、半夏6g。

【临床调配】取上药配方颗粒溶于沸水200ml中，搅拌均匀即可。

【使用方法】饭后半小时趁热内服，每日2次。

【注意事项】感冒发热者慎用。

4. 金匮肾气丸加减方

【来源】《金匮要略》

【组成】干地黄20g，山萸肉12g，怀山药12g，泽泻10g，茯苓

15g，牡丹皮6g，桂枝3g，炮附子3g，鹿角胶3g。

【功效】温补脾肾，疏经通络。

【适应证】硬皮病伴畏寒肢冷、腹胀便溏者。

【加减】畏寒肢冷者，加当归10g、巴戟天10g；大便溏泄者，加干姜3g、人参3g。

【临床调配】取上药配方颗粒溶于沸水200ml中，搅拌均匀即可。

【使用方法】饭后半小时趁热内服，每日2次。

【注意事项】本方辛温，阴虚内热者慎服；应中病即止。

（二）常用外用方

1. 中药熏蒸方

【来源】经验方。

【组成】透骨草20g，桂枝20g，红花10g，丹参20g，伸筋草20g，艾叶20g，海风藤20g，地骨皮20g。

【功效】活血化瘀通络。

【适应证】硬皮病。

【临床调配】取上药配方颗粒溶于沸水2000ml中，搅拌均匀即成。

【使用方法】趁热局部先熏后洗，每天2次。

2. 中药热熨方

【来源】经验方。

【组成】川楝子50g，川椒3g，红花10g，桃仁20g。

【功效】行气活血。

【适应证】硬皮病。

【临床调配】取上药配方颗粒加入适量食盐炒热，用布包裹即成。

【使用方法】趁热烫熨患处，每日2次，每次15分钟。

三、预防及调摄

（1）注意保暖，避免受寒，忌食寒凉性食物，防止病损处外伤。

（2）饮食营养丰富、均衡，多食用高蛋白食物及新鲜水果、蔬菜，忌烟。

（3）早期诊断，及时治疗，由于本病早期自觉症状轻微，易被忽视，医患双方均应高度重视。

（4）避免精神刺激和过度紧张，树立战胜疾病的信心。

天疱疮

天疱疮是一种少见的严重的慢性、复发性表皮内大疱性皮肤病。中医称之为"天疱疮""火赤疮"等。以正常皮肤或黏膜上成批出现松弛性水疱，易破裂，尼氏征阳性，自觉瘙痒或灼痛为临床特征。根据临床特点，一般分为寻常型、增殖型、落叶型和红斑型4种类型，以寻常型最为多见。本病好发于30~50岁的青壮年，男女发病率相等。

一、诊断要点

1.寻常型天疱疮

（1）一般先有口腔黏膜损害，皮损多见于头、颈、面、胸、背、腋下及腹股沟等处，并可累及鼻、耳、眼、阴部和肛门等部位。

（2）初起出现大小不一的浆液性水疱，疱壁薄而松弛，疱液初为黄色澄清，无红晕，以后浑浊，含有血液，疱壁极易破裂，形成红色湿润糜烂面，结黄褐色痂，不易自愈，不断向周围扩展，外观似脓疱病或脂溢性皮炎继发感染，常有腥臭味，尼氏征阳性。

（3）自觉症状有不同程度的瘙痒或灼痛感；全身常有畏寒、发热、厌食及乏力等症状。

（4）组织病理学示棘细胞层松解，表皮内裂隙及水疱形成，其表皮内大疱位于基底细胞上方。

2.增殖型天疱疮

（1）为寻常型天疱疮的一种异型，常发生于免疫力较强或经治疗后控制病情的寻常型天疱疮患者，一般发病年龄较轻。

（2）早期损害与寻常型天疱疮相同，但以糜烂面上出现蕈样及乳头瘤样增殖为特点，周围有炎性红晕，表面结成厚痂，常有腥臭味。

（3）好发于腋窝、腹股沟、肛门、外阴、乳房下及脐等皱褶部位。

（4）尼氏征可为阳性。

（5）病情发展缓慢，自觉症状轻微，全身可有发热、疲倦及不适等症状。

（6）组织病理学所见与寻常型天疱疮基本相同，棘层肥厚，表皮呈乳头瘤样增殖。

3. 落叶型天疱疮

（1）开始为小而松弛的水疱，疱壁薄，易破裂，形成浅在性糜烂面，以后水疱较少发生，主要以表皮浅在分离和剥脱为特征，表面有叶状鳞痂，基底潮红、湿润。

（2）初发多在颜面、头部、胸部和背部上方，损害日渐扩大，逐渐遍及全身，外观似剥脱性皮炎，自觉灼热及疼痛，间有严重瘙痒。

（3）黏膜损害少见，多呈浅在性糜烂面，症状轻微。

（4）尼氏征强阳性。

（5）病情发展缓慢，全身症状轻重不一，可有畏寒、发热及精神障碍等。

（6）组织病理学示棘细胞层松解，表皮内裂隙及水疱形成，其表皮松解性大疱位于角层下或粒层下。

4. 红斑型天疱疮

（1）皮损主要局限于头面、胸及上背部，一般无黏膜损害。

（2）早期面部可出现蝶形红斑，表面有脂溢性鳞屑，除去鳞屑可见浅在性糜烂面，胸、背及四肢等处可在红斑基础上出现松弛性小水疱，疱壁薄而易破裂及结痂。

（3）尼氏征阳性。

（4）自觉有不同程度的瘙痒，全身症状不明显。

（5）病程慢，可自然缓解，但常复发，一般健康不受影响。

（6）组织病理学所见与落叶型天疱疮基本相同。

二、治疗

（一）常用内服方

1.解毒凉血汤加减方

【来源】《简明中医皮肤病学》

【组成】水牛角30g，生地黄15gg，赤芍10g，牡丹皮5g，金银花15g，莲子心5g，白茅根10g，花粉10g，石斛10g，紫花地丁10g，栀子仁6g，黄连5g，生甘草6g，生石膏30g。

【功效】清热解毒，凉血清营。

【适应证】天疱疮发病迅速伴发热、口渴、烦躁者。

【加减】高热者，加玳瑁3g；大便干燥者，加生大黄3g。

【临床调配】取上药配方颗粒溶于沸水200ml中，搅拌均匀即可。

【使用方法】饭后半小时趁热内服，每日2次。

【注意事项】本方药物多为寒凉之品，应中病即止。

2.清脾除湿饮加减方

【来源】《医宗金鉴》

【组成】茯苓皮15g，白术10g，黄芩10g，生地黄10g，栀子10g，枳壳5g，泽泻10g，灯心草5g，竹叶6g，麦冬15g，车前子10g，茵陈6g。

【功效】泻心凉血，清脾除湿。

【适应证】天疱疮口舌糜烂伴腹胀、便溏或心烦、口渴者。

【加减】心火炽盛者，加黄连3g、莲子心5g；口腔糜烂者，加金银花15g、甘草5g。

【临床调配】取上药配方颗粒溶于沸水200ml中，搅拌均匀即可。

【使用方法】饭后半小时趁热内服，每日2次。

【注意事项】阴虚内热者慎用。

3.解毒养阴汤加减方

【来源】《简明中医皮肤病学》

【组成】西洋参3g，南沙参15g，北沙参15g，石斛15g，元参10g，玉竹10g，天冬15g，麦冬15g，生黄芪30g，丹参10g，金银花15g，泽泻10g。

【功效】益气养阴，清解余毒。

【适应证】天疱疮病程日久伴口渴、倦怠、气短懒言者。

【加减】瘙痒剧烈者，加白鲜皮15g、刺蒺藜10g、当归10g；纳差、便溏者，加怀山药20g、白术6g。

【临床调配】取上药配方颗粒溶于沸水200ml中，搅拌均匀即可。

【使用方法】饭后半小时趁热内服，每日2次。

【注意事项】应根据患者具体病情调整益气、养阴药物剂量。

（二）常用外用方

1.中药湿敷方

【来源】经验方。

【组成】马齿苋30g，地榆20g，枯矾30g，黄柏20g，白及20g。

【功效】清热解毒收敛。

【适应证】天疱疮局部糜烂、渗出者。

【临床调配】取上药配方颗粒溶于沸水1000ml中即成。

【使用方法】局部湿敷，每日2次，每次15分钟。

2.青黛油

【来源】《中医外科学讲义》

【组成】青黛10g，石膏20g，滑石10g，黄柏10g，芝麻油100ml。

【功效】清热凉血，解毒收敛。

【适应证】天疱疮局部轻度糜烂、结痂，少量渗出者。

【临床调配】取上药配方颗粒研细粉，以芝麻油100ml搅拌溶解即成。

【使用方法】使用前摇匀，局部外涂皮疹，每日3次。

三、预防及调摄

（1）保护创面，避免物理、化学性物质刺激，防止继发感染。

（2）忌食辛辣刺激及腥膻发物。

（3）增强体质，保持充足睡眠，保持乐观情绪。

类天疱疮

类天疱疮又称大疱性类天疱疮，是一种慢性全身泛发性表皮下的大疱性皮肤病。中医也称之为"天疱疮"。以红斑或正常皮肤上发生紧张性水疱或大疱，疱壁紧张，不易破裂，尼氏征阴性，有不同程度的瘙痒或灼痛感为临床特征。患者全身情况一般较好，预后良好。多见于老年人，亦可见于幼儿，偶见于青壮年，性别上无明显差异。

一、诊断要点

（1）好发于老年人，全身皮肤均可出现，但以腹股沟部、腋窝、下腹及四肢屈侧多见。

（2）皮疹为红斑或正常皮肤上发生散在分布的紧张性水疱或大疱，易于愈合。

（3）尼氏征阴性。

（4）黏膜损害少而轻微。

（5）自觉有不同程度的瘙痒或灼痛，无明显全身症状。

（6）组织病理学示表皮下水疱形成，无棘层松解现象。

二、治疗

（一）常用内服方

1.清瘟败毒饮加减方

【来源】《疫疹一得》

【组成】生石膏30g，水牛角30g，生地黄15g，栀子10g，黄芩10g，连翘15g，知母10g，牡丹皮5g，黄连3g，赤芍10g，玄参10g，竹叶6g，桔梗6g，甘草5g。

【功效】泻火解毒。

【适应证】类天疱疮发病迅速、面赤唇焦、烦躁不安者。

【加减】大疱较多者，加车前子10g、冬瓜皮15g。

【临床调配】取上药配方颗粒溶于沸水200ml中，搅拌均匀即可。

【使用方法】饭后半小时趁热内服，每日2次。

【注意事项】本方大苦大寒，应中病即止。

2.除湿胃苓汤加减方

【来源】《医宗金鉴》

【组成】苍术6g，厚朴6g，陈皮3g，猪苓15g，泽泻10g，赤茯苓15g，白术8g，滑石10g，防风10g，山栀子10g，肉桂3g，甘草3g。

【功效】健脾除湿。

【适应证】类天疱疮疱色较淡，疱壁松弛，破后糜烂、渗出，伴纳差、便溏者。

【加减】口渴者，加天花粉10g、麦冬15g；瘙痒者，加苦参10g、白鲜皮15g；腹胀者，加大腹皮15g。

【临床调配】取上药配方颗粒溶于沸水200ml中，搅拌均匀即可。

【使用方法】饭后半小时趁热内服，每日2次。

【注意事项】阴虚者慎用。

（二）常用外用方

1.中药湿敷方

【来源】经验方。

【组成】马齿苋30g，地榆20g，枯矾30g，黄柏20g，白及20g。

【功效】清热解毒收敛。

【适应证】类天疱疮局部糜烂、渗出者。

【临床调配】取上药配方颗粒溶于沸水1000ml中即成。

【使用方法】局部湿敷，每日2次，每次15分钟。

2.青黛油

【来源】《中医外科学讲义》

【组成】青黛10g，石膏20g，滑石10g，黄柏10g，芝麻油100ml。

【功效】清热凉血，解毒收敛。

【适应证】类天疱疮局部轻度糜烂、结痂，少量渗出者。

【临床调配】取上药配方颗粒研细粉，以芝麻油100ml搅拌溶解即成。

【使用方法】使用前摇匀，局部外涂，每日3次。

三、预防及调摄

（1）加强营养，增强体质。

（2）保持局部清洁、干燥，防止继发感染。

（3）忌食辛辣、鱼腥发物，饮食宜清淡。

（4）注意休息，保持心情舒畅。

疱疹样皮炎

疱疹样皮炎是一种良性复发性大疱性皮肤病。中医称之为"蜘蛛疮""火赤疮"等。以水疱为主的多形性皮损，对称分布，剧烈瘙痒，反复发作为临床特征，常伴有对谷胶敏感的小肠病变。多发生于20~55岁，儿童一般发生于5岁以后。

一、诊断要点

（1）好发于肩胛、臀部及四肢伸侧等处，常呈对称分布。

（2）皮疹呈多形性，有红斑、风团、丘疹、水疱、血疱及脓疱等，但以水疱为主要损害，水疱常发生于红斑基底上，呈环形排列成群，水疱紧张、饱满，疱壁较厚，不易破裂，尼氏征阴性。

（3）自觉有剧烈而持久的瘙痒，一般无明显全身症状。

（4）病程较长，呈反复发作与缓解的慢性过程，预后良好，部分患者对谷胶饮食及碘剂呈过敏反应。

（5）实验室检查显示外周血中嗜酸性粒细胞增多；组织病理学示表皮下水疱，无棘层松解，真皮乳头部有中性粒细胞脓疡。

二、治疗

（一）常用内服方

1.芩连解毒汤加减方

【来源】《中医皮肤病学简编》

【组成】黄芩10g，知母15g，苦参10g，防风10g，玄参10g，茯苓15g，栀子10g，白鲜皮15g，牡丹皮3g，黄连3g，赤芍10g，金银花15g，连翘15g，甘草3g。

【功效】泻火解毒，疏风止痒。

【适应证】疱疹样皮炎发病迅速、皮损色红、瘙痒剧烈者。

【加减】咽喉肿痛者，加牛蒡子10g、桔梗6g；心烦舌红，小便短赤者，加赤小豆15g、灯心草5g。

【临床调配】取上药配方颗粒溶于沸水200ml中，搅拌均匀即可。

【使用方法】饭后半小时趁热内服，每日2次。

【注意事项】本方以苦寒药物为主，应中病即止。

2. 参苓白术散加减方

【来源】《太平惠民和剂局方》

【组成】党参6g，白扁豆10g，白术6g，白茯苓15g，炙甘草6g，大腹皮10g，莲子肉10g，薏苡仁15g，当归10g，防风10g，桂枝3g，苦参10g，白鲜皮15g，甘草5g。

【功效】健脾除湿，疏风止痒。

【适应证】疱疹样皮炎伴腹胀、纳差、便溏者。

【加减】腹胀明显者，加枳壳5g；四肢肿胀者，加冬瓜皮15g、车前子10g。

【临床调配】取上药配方颗粒溶于沸水200ml中，搅拌均匀即可。

【使用方法】饭后半小时趁热内服，每日2次。

【注意事项】阴虚者慎用。

（二）常用外用方

1. 苍肤水洗剂

【来源】《皮肤病中医诊疗学》

【组成】苍耳子15g，地肤子15g，威灵仙15g，艾叶15g，吴茱萸15g。

【功效】收湿止痒。

【适应证】疱疹样皮炎以局部水疱、丘疱疹为主者。

【临床调配】取上药配方颗粒溶于沸水1500ml中即成。

【使用方法】局部湿敷，每日2次，每次15分钟。

2.青黛油

【来源】《中医外科学讲义》

【组成】青黛10g，石膏20g，滑石10g，黄柏10g，芝麻油100ml。

【功效】清热凉血，解毒收敛。

【适应证】疱疹样皮炎局部轻度糜烂、结痂，少量渗出者。

【临床调配】取上药配方颗粒研细粉，以芝麻油100ml搅拌溶解即成。

【使用方法】使用前摇匀，局部外涂，每日3次。

三、预防及调摄

（1）保持精神愉快，注意身体健康，避免受凉。

（2）尽可能进食无谷胶饮食，禁食紫菜、海带或碘盐等含碘类食物，避免服用含碘和溴剂的药物，以免加重病情。

（3）保持皮肤清洁，避免搔抓，防止继发感染。

痤 疮

痤疮是一种毛囊皮脂腺的慢性炎症性疾病。中医称之为"肺风粉刺""酒刺"等。以皮肤出现散在性粉刺、丘疹、脓疱、结节、囊肿及瘢痕等损害，且常伴皮脂溢出为临床特征。本病多发生于青春期男女，但也可见于青春期以后或成人。

一、诊断要点

（1）皮损好发于面部、胸背等皮脂腺发达的部位，常对称分布。

（2）初起损害为与毛囊一致的丘疹，用手挤压可见乳白色脂栓，有的丘疹由于毛囊开口脂栓的氧化变成黑色，称黑头粉刺，丘疹顶端呈灰白色或白色，毛囊开口不明显，不易挤出脂栓的称白头粉刺，皮损在发展过程中可出现炎性丘疹、脓疱、结节、囊肿或瘢痕等。

（3）常伴有面部出油多、毛孔粗大、头发光泽油亮、头屑多等皮脂溢出的症状。

（4）一般无自觉症状，炎症明显时可引起疼痛及触痛。

（5）病程慢性，一般在青春期后症状可缓解或痊愈。

二、治疗

（一）常用内服方

1.枇杷清肺饮加减方

【来源】《医宗金鉴》

【组成】枇杷叶10g，桑白皮10g，黄芩10g，夏枯草15g，连翘15g，金银花15g，海浮石30g，甘草3g。

【功效】疏风清肺。

【适应证】痤疮以丘疹、粉刺为主，色红者。

【加减】口渴喜饮者，加生石膏20g、天花粉15g；大便秘结者，加生大黄3g；脓疱多者，加紫花地丁10g、白花蛇舌草15g；经前加重者，加益母草15g、当归15g。

【临床调配】取上药配方颗粒溶于沸水200ml中，搅拌均匀即可。

【使用方法】饭后半小时趁热内服，每日2次。

【注意事项】寒性体质者慎用。

2.茵陈蒿汤加减方

【来源】《伤寒论》

【组成】茵陈10g，栀子10g，大黄3g，金银花15g，薏苡仁15g，甘草3g。

【功效】清热除湿解毒。

【适应证】痤疮局部皮肤油腻，红肿疼痛伴口臭、便秘者。

【加减】腹胀，舌苔厚腻者，加生山楂15g、鸡内金3g、枳实5g；脓疱较多者，加白花蛇舌草15g、野菊花10g。

【临床调配】取上药配方颗粒溶于沸水200ml中，搅拌均匀即可。

【使用方法】饭后半小时趁热内服，每日2次。

【注意事项】孕妇禁用；中病即止。

3.桃红四物汤加减方

【来源】《医宗金鉴》

【组成】当归10g，川芎10g，赤芍10g，桃仁6g，红花3g，云苓15g，猪苓15g，泽泻10g，贝母3g，半夏3g，陈皮3g，甘草3g。

【功效】除湿化痰，活血散结。

【适应证】聚合性痤疮局部有囊肿、结节者。

【加减】痛经者，加益母草15g、泽兰3g；囊肿成脓者，加皂角刺5g、夏枯草15g；结节、囊肿难消者，加三棱5g、莪术5g。

【临床调配】取上药配方颗粒溶于沸水200ml中，搅拌均匀即可。

【使用方法】饭后半小时趁热内服，每日2次。

【注意事项】孕妇禁用；月经量多者慎用。

（二）常用外用方

颠倒散

【来源】《医宗金鉴》

【组成】大黄、硫黄各等份。

【功效】清热解毒，凉血散瘀。

【适应证】痤疮。

【临床调配】取上药配方颗粒共研细末即成。

【使用方法】茶水调涂患处，每日2次。

三、预防及调摄

（1）注意正常合理洁面。

（2）忌食辛辣刺激性食物，多食新鲜蔬菜、水果，保持大便通畅。

（3）忌滥用化妆品及护肤品。

（4）禁止用手挤压粉刺。

玫瑰痤疮

玫瑰痤疮是一种好发于面中部，主要累及面部血管及毛囊皮脂腺的慢性炎症性疾病。中医称之为"酒渣鼻"等。以面部中央出现弥漫性潮红，伴丘疹、脓疱、水肿及毛细血管扩张为临床特征。本病好发于中年人，女性多于男性。

一、诊断要点

（1）必备条件：面颊或口周或鼻部无明显诱因出现阵发性潮红，且潮红明显受温度、情绪及紫外线等因素影响，或出现持久性红斑。

（2）次要条件：①灼热、刺痛、干燥或瘙痒等皮肤敏感症状。②面颊或口周或鼻部毛细血管扩张。③面颊或口周或鼻部丘疹或丘脓疱疹。④鼻部或面颊、口周肥大增生改变。⑤眼部症状。

排除明显诱因，例如口服异维A酸软胶囊，或化学换肤，或局部外用糖皮质激素引起皮肤屏障受损而导致的阵发性潮红或持久性红斑。必备条件加1条及以上次要条件即可诊断为玫瑰痤疮。

二、治疗

（一）常用内服方

1.枇杷清肺饮加减方

【来源】《医宗金鉴》

【组成】枇杷叶10g，桑白皮10g，黄芩10g，金银花15g，蒲公英10g，栀子仁10g，赤芍10g，薏苡仁15g，丹参10g，黄连3g，甘草3g。

【功效】清肺泻热。

【适应证】红斑型玫瑰痤疮。

【加减】咽喉肿痛者，加牛蒡子10g、玄参10g、桔梗6g；瘙痒剧烈者，加苦参10g、白鲜皮15g；皮损鲜红者，加凌霄花3g、牡丹皮3g；皮肤干燥者，加石斛6g、玉竹6g。

【临床调配】取上药配方颗粒溶于沸水200ml中，搅拌均匀即可。

【使用方法】饭后半小时趁热内服，每日2次。

【注意事项】体虚者慎用。

2. 黄连解毒汤加减方

【来源】《外台秘要》

【组成】黄连3g，黄芩10g，黄柏10g，栀子10g，枇杷叶10g，赤芍10g，生地黄10g，牡丹皮3g，浙贝母3g，甘草3g。

【功效】清热解毒凉血。

【适应证】丘疹脓疱型玫瑰痤疮。

【加减】皮肤油腻者，加茵陈5g、白花蛇舌草15g；便秘者，加生大黄3g；皮肤瘙痒者，加苦参10g、白鲜皮15g。

【临床调配】取上药配方颗粒溶于沸水200ml中，搅拌均匀即可。

【使用方法】饭后半小时趁热内服，每日2次。

【注意事项】本方苦寒，应中病即止。

3. 通窍活血汤加减方

【来源】《医林改错》

【组成】赤芍10g，川芎10g，桃仁5g，牡丹皮3g，红花3g，夏枯草15g，陈皮3g，浙贝母3g。

【功效】活血化瘀散结。

【适应证】鼻赘型玫瑰痤疮。

【加减】鼻部组织增生呈结节状者，加海藻12g、生山楂15g、王不留行5g、莪术5g。

【临床调配】取上药配方颗粒溶于沸水200ml中，搅拌均匀即可。

【使用方法】饭后半小时趁热内服，每日2次。

【注意事项】须采用光电、手术等手段综合治疗。

（二）常用外用方

1.颠倒散

【来源】《医宗金鉴》

【组成】大黄、硫黄各等份。

【功效】清热解毒，凉血散瘀。

【适应证】丘疹脓疱型玫瑰痤疮。

【临床调配】取上药配方颗粒共研细末即成。

【使用方法】茶水调涂患处，每日2次。

2.四黄膏

【来源】《外科学》

【组成】黄连、大黄、黄柏、黄芩各等份。

【功效】清热解毒，清肿止痛。

【适应证】丘疹脓疱型玫瑰痤疮。

【临床调配】取上药配方颗粒共研细末，加入适量基质调匀即成。

【使用方法】局部外涂，每天2次。

3.保湿水

【来源】经验方。

【组成】铁皮石斛15g。

【功效】滋阴润肤。

【适应证】玫瑰痤疮局部干燥者。

【临床调配】取上药配方颗粒溶于沸水200ml中，搅拌均匀，过滤，装瓶（喷雾瓶），冷藏，即成。

【使用方法】局部冷喷，每日数次。

三、预防及调摄

（1）避免过冷、过热、不洁物等刺激及精神紧张。

（2）忌食辛辣、酒类等刺激性食物和肥甘厚腻之品。

（3）多食蔬菜、水果，保持大便通畅。

脂溢性皮炎

脂溢性皮炎是发生在皮脂溢出基础上的一种慢性炎症性皮肤病。中医称之为"白屑风""面油风"等。以皮肤出现鲜红色或黄红色斑片，表面覆有油腻性鳞屑或痂皮，常有不同程度的瘙痒为临床特征。本病好发于成年人及婴幼儿，常分布于皮脂腺较多的部位。

一、诊断要点

（1）好发于头皮、面部、胸部、背部、腋窝及会阴等处，重者可泛发全身。

（2）损害为鲜红色或黄红色斑片，表面有油腻性鳞屑或结痂，境界清楚，有融合倾向，严重者可呈大片弥漫性损害，炎症明显时可有渗液、糜烂、结痂等湿疹样改变。

（3）病程呈慢性，常有不同程度的瘙痒，头皮损害可引起头发细软、稀疏、脱落，面部皮损常与痤疮、玫瑰痤疮并发。

二、治疗

（一）常用内服方

1.龙胆泻肝汤加减方

【来源】《太平惠民和剂局方》

【组成】龙胆草6g，栀子10g，黄芩10g，柴胡5g，泽泻10g，当归10g，生地黄15g，金银花15g，甘草5g。

【功效】清热利湿。

【适应证】脂溢性皮炎伴红斑、油腻性鳞屑者。

【加减】瘙痒者，加苦参10g、白鲜皮15g；便秘者，加生大黄3g。

【临床调配】取上药配方颗粒溶于沸水200ml中，搅拌均匀即可。

【使用方法】饭后半小时趁热内服，每日2次。

【注意事项】本方苦寒，应中病即止。

2.消风散加减方

【来源】《外科正宗》

【组成】知母15g，当归15g，胡麻仁15g，荆芥10g，防风10g，蝉衣6g，当归10g，生地黄12g，川芎6g，甘草3g。

【功效】祛风清热，养血润燥。

【适应证】脂溢性皮炎伴淡红色斑片、干燥性鳞屑者。

【加减】皮损颜色较红者，加牡丹皮3g、金银花15g；瘙痒较重者，加白鲜皮15g、刺蒺藜10g；皮损干燥明显者，加麦冬15g、天花粉10g。

【临床调配】取上药配方颗粒溶于沸水200ml中，搅拌均匀即可。

【使用方法】饭后半小时趁热内服，每日2次。

【注意事项】应根据患者具体情况随证加减并调整剂量。

（二）常用外用方

1.脂溢洗剂

【来源】经验方。

【组成】马齿苋30g，黄柏20g，侧柏叶20g，苦参20g，枯矾20g。

【功效】清热解毒，收敛止痒。

【适应证】脂溢性皮炎局部轻度糜烂、渗出者。

【临床调配】取上药配方颗粒溶于沸水1000ml中，搅拌均匀即成。

【使用方法】局部湿敷，每日2次，每次15分钟。

2. 润肌膏

【来源】《外科正宗》

【组成】当归15g，紫草3g，麻油120ml。

【功效】润肌肤。

【适应证】脂溢性皮炎伴皮肤干燥、瘙痒者。

【临床调配】取上药配方颗粒与麻油120ml同熬，药枯滤清，再熬，加黄蜡15g，化尽，倾入碗内即成。

【使用方法】局部外涂，每日2次。

三、预防及调摄

（1）应少食脂肪及糖类饮食，多食新鲜蔬菜和水果，保持大便通畅。

（2）不宜用碱性肥皂洗头，洗头不宜过勤，以每周1~2次为宜。

（3）保持情绪稳定和心情舒畅，避免不良精神刺激。

（4）加强皮肤护理，保持皮肤清洁，避免搔抓等机械性刺激，防止继发感染。

斑 秃

斑秃为突然发生的非炎症性、非瘢痕性的片状脱发。头发全部脱落称全秃，全身毛发均脱落则称普秃。中医称之为"油风"。以突然出现的圆形或椭圆形斑片状脱发，脱发区皮肤正常，无自觉症状为临床特征。多见于青年人。

一、诊断要点

（1）青壮年多见。

（2）首发可见于任何部位，但多见于头部。

（3）发生较快的圆形成椭圆形斑片状脱发，大多呈钱币大小，境界清楚，脱发区皮肤正常，进展期脱发区边缘头发松动，易于拔下，可见其下段逐渐变细，如惊叹号样。

（4）一般无自觉症状，可在无意中或为他人发现。

（5）慢性经过，有自愈倾向，一般在停止脱发后3~6个月内恢复。

二、治疗

（一）常用内服方

1.凉血四物汤加减方

【来源】《医宗金鉴》

【组成】当归10g，生地黄12g，川芎10g，赤芍10g，黄芩10g，赤茯苓15g，陈皮3g，红花3g，天花粉10g，甘草5g。

【功效】凉血息风，养阴护发。

【适应证】斑秃伴头皮瘙痒、烘热、心烦不安者。

【加减】瘙痒明显者，加白鲜皮15g、刺蒺藜10g；头部烘热者，加地骨皮10g、牡丹皮3g；心烦者，加栀子10g、灯心草3g。

【临床调配】取上药配方颗粒溶于沸水200ml中，搅拌均匀即可。

【使用方法】饭后半小时趁热内服，每日2次。

【注意事项】湿热体质者慎用。

2.通窍活血汤加减方

【来源】《医林改错》

【组成】玫瑰花3g，柴胡5g，白芍5g，赤芍10g，川芎10g，桃仁5g，牡丹皮3g，红花3g，陈皮3g，生地黄10g。

【功效】通窍活血，祛瘀生发。

【适应证】斑秃伴胸胁、乳房胀痛、精神抑郁者。

【加减】头痛者，加白芷5g、藁本5g、天麻10g；烦热难眠、多梦者，加栀子10g、酸枣仁15g。

【临床调配】取上药配方颗粒溶于沸水200ml中，搅拌均匀即可。

【使用方法】饭后半小时趁热内服，每日2次。

【注意事项】孕妇禁用。

3.八珍汤加减方

【来源】《正体类要》

【组成】当归10g，川芎5g，白芍5g，熟地黄15g，人参3g，白术10g，茯苓10g，炙甘草5g。

【功效】益气补血通络。

【适应证】斑秃伴毛发枯槁、唇白、心悸、气短懒言者。

【加减】乏力、气短明显者，加黄芪15g；心悸者，加远志6g、柏子仁6g、酸枣仁15g。

【临床调配】取上药配方颗粒溶于沸水200ml中，搅拌均匀即可。

【使用方法】饭后半小趁热内服，每日2次。

【注意事项】实证者慎用。

4.七宝美髯丹加减方

【来源】《本草纲目》

【组成】何首乌10g，茯苓15g，牛膝10g，当归10g，枸杞子15g，菟丝子15g，补骨脂6g。

【功效】滋补肝肾，养阴生发。

【适应证】斑秃伴头昏、耳鸣、腰膝酸软者。

【加减】头晕耳鸣者，加天麻10g；腰膝酸软者，加杜仲10g、桑寄生10g。

【临床调配】取上药配方颗粒溶于沸水200ml中，搅拌均匀即可。

【使用方法】饭后半小时趁热内服，每日2次。

【注意事项】何首乌大剂量可导致肝损害。

（二）常用外用方

红灵酊

【来源】经验方。

【组成】红花30g，当归60g，樟脑15g，细辛10g，大黄60g。

【功效】活血化瘀。

【适应证】斑秃。

【临床调配】取上药配方颗粒研细末溶于1000ml 95%乙醇中，1周后过滤，装瓶即得。

【使用方法】脱发区外涂，每日2次。

三、预防及调摄

（1）劳逸结合，作息规律，保持心情舒畅，避免烦躁、忧愁、动怒等。

（2）注意营养均衡，纠正偏食，多食富含维生素的食物，忌食辛辣刺激食物。

（3）注意头发卫生，加强头发护理，发病期间不烫发、不染发。

雄激素性脱发

雄激素性脱发是一种有遗传因素参与的且依赖雄激素作用的特征性秃发。中医称之为"发蛀脱发"。以头顶或前额两侧头发稀疏、脱落，发际线逐渐向后退缩，伴有皮脂溢出、头屑多，可有瘙痒为临床特征。男女均可患病，多发于20~30岁。

一、诊断要点

（1）多见于男性，常在20~30岁发病，部分有家族史。可因过劳、情绪波动、失眠多梦等加重。

（2）从前额两侧的鬓角部开始脱落，渐向顶部延伸，头发逐渐细软、稀疏，部分患者头顶开始脱发，数年至数十年后，额上部和顶部的头发可完全脱光。

二、治疗

（一）常用内服方

1.凉血消风散加减方

【来源】《朱仁康临床经验集》

【组成】生地黄15g，当归10g，荆芥10g，蝉衣6g，白蒺藜10g，知母10g，苦参10g，玄参10g，桑叶5g，杭菊花3g，女贞子10g，生甘草6g。

【功效】凉血消风，润燥护发。

【适应证】雄激素性脱发伴头发干枯、白色鳞屑、头皮烘热、瘙痒者。

【加减】瘙痒明显者，加苦参10g、白鲜皮15g；咽喉肿痛者，加牛蒡子10g、玄参10g、桔梗6g；夜寐难安者，加酸枣仁15g、远志6g。

【临床调配】取上药配方颗粒溶于沸水200ml中，搅拌均匀即可。

【使用方法】饭后半小时趁热内服，每日2次。

【注意事项】湿热体质者慎用。

2.祛湿健发汤加减方

【来源】《赵炳南临床经验集》

【组成】炒白术8g，猪苓15g，萆薢10g，首乌藤10g，白鲜皮15g，车前子10g，川芎10g，泽泻10g，桑椹10g，赤石脂10g，生地黄12g，熟地黄12g。

【功效】健脾祛湿，滋阴固肾，乌须健发。

【适应证】雄激素性脱发伴头发油腻、粘连、细软者。

【加减】便秘者，加生大黄3g；瘙痒者，加苦参10g、白鲜皮15g；头皮红斑丘疹者，加茵陈6g、栀子仁10g、金银花15g。

【临床调配】取上药配方颗粒溶于沸水200ml中，搅拌均匀即可。

【使用方法】饭后半小时趁热内服，每日2次。

【注意事项】体虚者慎用；首乌藤大剂量易导致肝损害。

（二）常用外用方

生发止痒液

【来源】经验方。

【组成】马齿苋30g，侧柏叶30g，松针20g，黄精20g，白鲜皮20g，黄柏20g，苦参20g。

【功效】清热燥湿止痒。

【适应证】雄激素性脱发见头皮油腻、鳞屑、瘙痒者。

【临床调配】取上药配方颗粒溶于沸水2000ml中，搅拌、过滤即成。

【使用方法】上液洗头，每天1次。

三、预防及调摄

（1）保证睡眠充足、作息规律，心情舒畅。

（2）少食肥甘厚味，忌食辛辣油腻之品。

（3）油脂分泌旺盛者可用含硫黄药皂（硫黄含量为5%）洗头，祛脂止痒；忌烫发、染发。